星星之火 自发燎原

中国石化E
实践手册

本书编委会 编著

中国石化出版社

图书在版编目（CIP）数据

星星之火　自发燎原：中国石化 EAP 实践手册 / 本书编委会编著 . -- 北京：中国石化出版社，2022.10（2023.4 重印）

ISBN 978-7-5114-6879-6

Ⅰ . ①星… Ⅱ . ①本… Ⅲ . ①石油化工企业—职工—心理疏导—研究—中国 Ⅳ . ① R395.6

中国版本图书馆 CIP 数据核字（2022）第 183030 号

中国石化出版社出版发行

地址：北京市东城区安定门外大街 58 号

邮编：100011　电话：（010）57512500

发行部电话：（010）57512575

http：//www. sinopec-press. com

E-mail：press@ sinopec. com

北京捷迅佳彩印刷有限公司印刷

全国各地新华书店经销

*

710 × 1000 毫米 16 开本 10.5 印张 116 千字

2022 年 10 月第 1 版　2023 年 4 月第 2 次印刷

定价：48.00 元

编 委 会

主　编　陈维松

副主编　王　涛　阎慧蓉　俞国明

编　委　曾四海　于　凡　胡学美　方　捷
王　丽　齐惠怡　赵　蒙　裴　玲
王　珏　吴晓燕　韩晓红　韩明丽
马　琪　张海英　张春倩　刘　彬
景　超　朱　丽　刘　承　夏卫红
周　炜　胡　静

前 言

转眼间，中国石化EAP工作已经走过10年的时光。

10年间，从无到有，中国石化始终遵循围绕中心、服务大局这个原则，不断探索、积极实践，成立了由党组领导挂帅的中国石化心理健康（EAP）工作委员会，深度融入安全管理、生产管理中，聚焦公司重点工作，稳步开展、持续发力，创造性地将“油味”与EAP紧密结合，面向深化改革重点和难点、安全生产的薄弱环节、员工及员工家庭、境外员工等全面推广实施EAP，并纳入公司HSE管理体系，与企业中心工作同频共振、相得益彰，使得EAP工作成为助力“健康中国”建设、打造世界领先洁净能源化工公司的有力保障。

特别是在新冠肺炎疫情发生期间，坚决贯彻落实习近平总书记“要加强心理干预和疏导，有针对性做好人文关怀”的重要指示要求，贯彻落实党组关于做好疫情防控的决策部署，充分发挥EAP工作稳人心、聚人心、暖人心的作用，加强境内、境外员工的人文关怀和心理疏导，率先在全国开通“24小时疫情心理专线”和“境外员工心理热线”，服务员工6725人次，为八大区域的境外员工举办了12场17轮次的“心福快车”心理直播课，打造员工“心理熔喷布”，为实现疫情防控和生产经营“双战双胜”提供了坚强思想保障。

作为开展思想政治工作的一种有效手段，中国石化着眼于EAP工作的本土化实践，把EAP定义为“预防、发现和解决员工心理和思想行为问题”，增加了“预防、发现”两个重要的前置环节，推动“思想引导+心理疏导”相得益彰，使“人文关怀、心理关爱”的服务理念与“三走访五必谈”“四勤四看”等思想政治工作优良传统结合起来，不仅关注员工思想还关注员工心理，不仅关注员工能力还注重能力提升；率先提出了消除“三个误区”的理念，即EAP不简单等同于“心理咨询”、不简单等同于“单纯服务有问题的员工”、不简单等同于“非要硬件投入”；开创了“EAP+”模式，率先开展“EAP+思想政治工作”“EAP+安全生产”“EAP+境外管理”“EAP+改革发展”“EAP+队伍稳定”等特色实践，走出一条适合中国石化特色的心理防护之路。EAP工作犹如星星之火，在各项工作中发挥着越来越重要的作用。

星星之火，燎原之势。10年的发展，中国石化的EAP工作由扎实起步到稳步推进，在促进企业和谐稳定、保障员工心理健康方面发挥了突出作用，员工的幸福感、获得感和安全感持续提升，以人为本的理念在中国石化落实落地。

为助力到2030年“SINOPEC-EAP”体系建设更加健全，EAP服务更加规范，基本实现“全天候、全方位、全周期、全覆盖”，员工心理健康水平达到新高度，员工心态更加平和向上、队伍更加和谐稳定的目标，我们将近年来各企业开展EAP工作，助力生产经营、安全管理、队伍建设、职场和谐与家庭和睦等方面的典型案例分类整理，结集成册，每个案例后都附以心理学专家专业的案例分析与解决方案，方便读者查阅，以提升EAP工作的针对性与实操性。

希望这本手册能为提升EAP工作的科学化、规范化水平提供一些有益参考，在为维护员工队伍稳定提供有力的心理支撑、营造和谐环境的工作中添砖加瓦！

编者

目录

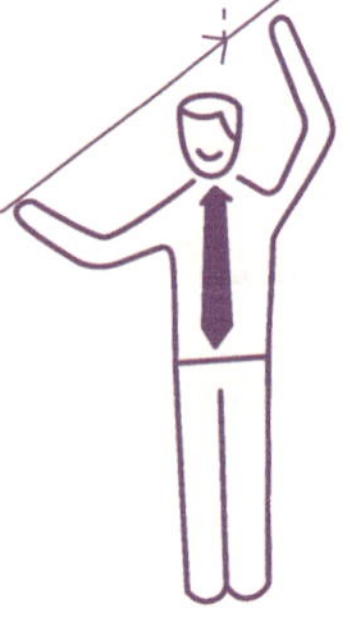

CONTENTS

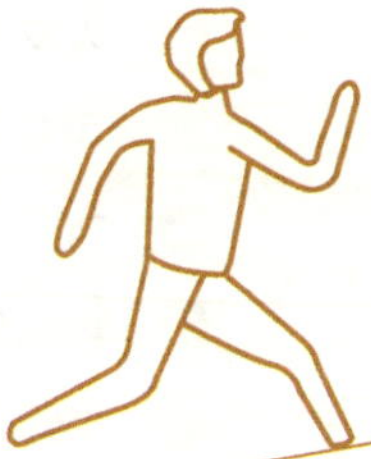

第二章

EAP 助力安全管理

第三章

EAP 助力队伍建设

075

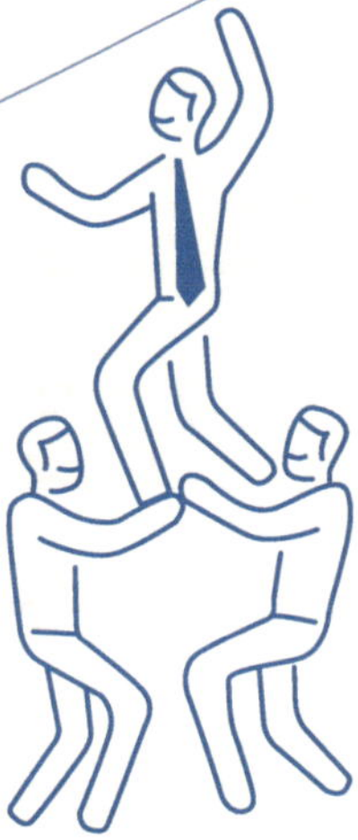

第四章

EAP 助力职场和谐

103

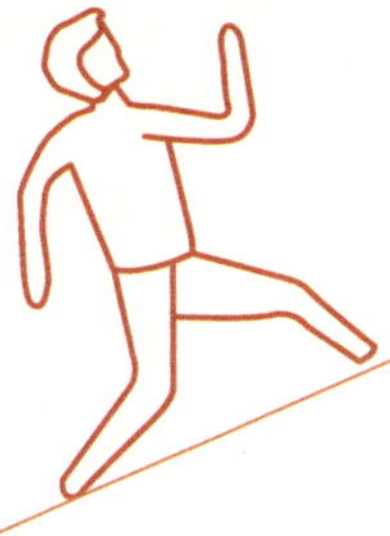

第一章

EAP助力生产经营

管理要有深度，更要有温度

EAP先行，让改革稳中求进

用心留人，人心留

做好管理工作，要懂人“心”

管理者不能有家长制作风

凝“心”聚力，让加油站弥漫咖啡香

有效沟通提升管理效果

1 管理要有深度，更要有温度

企业圆满完成生产经营任务，离不开有序有效的管理。从企业目标看，管理者与被管理者是分工不同但靶向一致的目标实现者。从管理行为本身看，管理者与被管理者又存在一定的对立与矛盾。管理者是实施管理活动内容的主导者，被管理者是管理者实施管理活动的被动接受者，或者说是实施管理活动的执行者。管理过程中，如果只是硬性地执行管理制度，不从人性的角度出发采取柔性管理的措施，极易产生或激化二者的矛盾。

随着集团公司“从严管理年”活动持续深化，某一线生产单位加大了对违纪违规行为的检查和处理力度。人力资源部门在检查夜班劳动纪律时，发现某运行部的小余在操作室里打盹儿，按规定给予了通报批评和经济处罚。小余认为人力资源部门纯属针对自己，坚决不服，并向多个上级部门信访。人力资源部门也拿出视频铁证，力证自己执纪公正。双方僵持不下。

此事之后，小余心情郁闷、沮丧，总觉得是自己倒霉，对日常活动缺乏兴趣，对工作悲观失望，自信心降低，自我评价下降，认为自己没有价值，不愿意与人主动交往。小余所在单位立刻调动EAP资源，小余的队长和EAP工作人员主动约小余谈心，了解到那几天是因为孩子发烧，他照顾孩子没有休息好，所以上班精神差。单位领导询问了孩子的情况，并表示能够理解他的苦衷，下次再发生此类情况，可以向单位说明情况，单位会提供帮助。同时，与他交流了“睡岗”的危险性，并强调和重申了单位从严管理的重要性和必要性，最后充分肯定了小余一直以来的良好表现，相信他不会再发生同样的错误行为。

在充分交流后，小余意识到组织并非“冷酷无情”，这么处理也不是针对和打压他，本质上是希望他认识错误并避免再次犯错，同时也给其他同事敲响警钟。

最终，小余逐渐平复了情绪，接受了处理决定，并表示以后在值岗期间会保持精神饱满、精力充沛，今后绝不会因为类似事件再上人力资源部门的“黑名单”。

心理专家分析

企业生产经营管理制度的执行是刚性的，处罚与被处罚的事件时有发生。面对严格的管理与处罚，以案例中的小余为代表的基层员工容易认为组织是为了处罚而处罚，会产生逆反心理，觉得组织“冷酷无情”或管理者有意针对自己。实际上，处罚的根本目的是让员工主动规范和管理自己的行为，提高安全性与工作效率。

心理专家支招

EAP作为以人本为出发点的工作手段，在企业中已成为一项稳定、固定的管理措施，使组织成员之间更能相互理解，成为刚性的制度管理的润滑剂。

采取以下方式可以让管理更有效：

（1）在制度下发前，征求员工代表的意见，让员工主动参与民主管理。

（2）在制度下发后，通过召开宣贯会等方式让员工了解制度条款、理解制定依据，做到“有话说在先”，为制度执行落地奠定基础。

（3）在员工违纪后，及时调动EAP资源，建立管理者和员工的沟通渠道，兼顾员工与组织的共同目标及各自立场，帮助他们去理解与认同组织目标，真正起到抚慰人心、激励前行的沟通效果。

2 用好正向激励机制，让组织迸发活力

每一名员工都用自己的言行向外界释放着能量，无论是生龙活虎的，还是温吞淡然的，抑或是抱怨责备的，都将按配比中和，形成企业的“精气神”。任何企业都希望拥有积极上进、朝气蓬勃的氛围，达到这一目标最有效的途径之一是形成激励环境，通过激励，激发员工的创造性和革新精神。

某单位生产中心的优秀基层党支部万书记认为：“好心情也是生产力，带队伍首先要提振精气神。”每天，他都会到每个岗位上转一转，发现员工有进步，都会及时点赞，并在公告栏设置“光荣榜”，对表现优秀的员工进行通报表扬。

老杜是一名切断工，工作认真负责，但对自己看不惯的事物总喜欢发牢骚，非常影响团队气氛和工作积极性。万书记及时求助EAP主管部门，要求选派一名资深心理咨询师为老杜“把脉”。心理咨询师给万书记的反馈是：老杜是一个爱琢磨、肯钻研的好员工，总抱怨是因为发现了问题自己又不能有效解决，心里很着急。建议万书记为老杜成立一个攻关克难小组，鼓励与引导老杜带领年轻人去解决生产工作中的问题。

万书记采纳了建议，老杜名正言顺地把所有的精力都投入研究解决方案中，不再牢骚满腹。仅一年时间，老杜的团队就破解了13个生产难题。万书记将老杜

的照片张贴在“光荣榜”上，老杜激动不已。现在生产中心流行一句话“不上春晚，也要上光荣榜”。老杜的改变也激励着同事们，提升了队伍整体士气。

心理专家分析

组织缺乏职业活力，通常都是因为工作环境缺乏正向引导和激励。美国哈佛大学教授威廉·詹姆士研究发现，在缺乏激励的环境中，人的潜力只能发挥出20%~30%，如果受到充分的激励，可以发挥80%~90%。企业中的正向激励通常包括提升员工个人价值、提高员工的归属感和重视公司的品牌效应，以满足员工较高层次的精神需要，从而提升员工的敬业精神，减少员工对工作的倦怠情绪。

心理专家支招

建立正向激励机制，管理者用人所长、避人所短，可以有效提升选人用人效能，激发组织活力。激励机制包括正确看待激励客体、明确激励程序和构建激励方式。

激励客体 广大员工是激励客体，如果将其看作是偷懒和倦怠的群体，那么势必将损害员工的积极性与自尊；如果能够多维度评价员工的优缺点，帮助他们发现与挖掘自身优势，每一名员工都能成为潜力巨大的贡献者。

激励制度 根据工作性质，制定公平公正公开的激励制度，做好激励政策、收集反馈意见和效果评估等工作。在制定政策时，注意短期激励与长期激励相结合，让激励持续化、常态化。

激励方式 根据员工的特点，设计员工真正喜欢、接受和能够获益的物质激励和精神激励方式，不断鞭策员工继续前行。

3 EAP先行，让改革稳中求进

随着新型能源的不断崛起，市场竞争逐渐加剧，企业必将通过改革开启转型之路。改革方向确定后，业务板块、机构职能随之进行或大或小的调整，部分员工的工作岗位也会发生变化。对于企业而言，仅仅改变了员工的工作岗位；而对于员工，改变的是工作环境、人际关系及与岗位对应的能力要求等。当员工个体自我能量较为脆弱时，即使各项分析数据均显示改革能够为组织和员工带来更多的益处，员工依然会将改革视为威胁，可能以不服从或消极行为抗拒改革。

外部项目部王书记近期发现员工情绪普遍低落，部分员工感觉在外部市场工作不稳定、缺乏安全感，甚至有几名员工表达了想调回油田本部的意愿。厂领导要求不断扩大外部市场项目规模，但这边队伍士气不振，思想工作怎么做？王书记决定请EAP辅导员共同解决问题。

EAP辅导员了解情况后，决定先以“调查问卷”的方式掌握情况。于是他们结合员工基本情况、性格类型、现实问题、应对方式等七要素，对外部市场员工开展了问卷调查。

调查结果显示，外闯市场的员工主要分为三类：第一类是想增加收入；第二类是想改变工作状态；第三类是服从组织安排。员工在外部市场遇到的主要问题有：工作强度大，甲方要求严苛；远离家人，交流沟通不便容易产生矛盾，没有归属感；牵挂父母身体，孩子教育受到一定影响；受地域文化及环境影响，难以融入当地生活，缺乏安全感。

愿望没有得到充分满足，又遇到了新问题，难免让外闯人员打退堂鼓。针对这些问题，EAP辅导员精心设计了一系列团辅课程，让外闯市场人员和家属一起参加，邀请有经验的员工介绍情况，使新外出的员工有充分的心理准备，放心走出家门。还引导大家学会主动表达善意，理解他人感受，建立良好的人际关系。

经过分批分期的训练营活动，外部项目部员工明白了“压力和困难是永远存在的，躲不开、消除不掉，只有自己调整对压力与困难的态度，让自己的内心强大起来，才能战胜压力与困难，才能取得更好的工作业绩，才能让自己与家人更幸福、快乐！”

心理专家分析

变化是唯一不变的真理。改革意味着原有的边界和规则不断被打破。随着时代的变化，企业旧有体制已经不能适应时代洪流，审时度势进行相应的改革是历史的必然选择。当改革方案自上而下推进落实时，由于未来的不确定性，员工心理上会存在或多或少的担忧，因此，对改革的接受和理解往往不能如管理者预想得那样迅速。管理者需要做好两方面的准备：一是了解新市场的情况，二是了解员工的实际情况和真实心理，两者结合分析，才能真正地为员工“支招”，如介绍新的形势、提供新岗位技能培训以及更多元化的选择等。

心理专家支招

在改革或者外闯市场的动员工作中，除了传达文件和召开大规模的动员会之外，以“团辅+咨询”的方式能够更好地帮助员工在心理上做好迎接变化的准备。

团体辅导 在班组等基本单位中开展EAP辅导。以员工关注的重点（如适应新环境、了解外部市场、孩子留守等）为主题，制订辅导方案，提供组员互相交流、鼓励和帮助的机会，促进多元信息与价值观的交流。在辅导老师的引导下，积极的思维与良好的适应行为得到展示、分享与传播，从而增强员工适应改革的信心，帮助员工看清改革的方式，使员工认识到自身的优势等。

个体咨询 个别员工可能遇到较大的阻力，例如年龄较大、知识结构老旧、家庭负担较重等，可以采用一对一的心理咨询。著名精神分析学家埃里克森认为，人的自我意识发展是持续一生的。在心理咨询师的帮助下，即使是那些自认“我一辈子就这样了”的人，也能发现自己新的可能性，从而对不断成长充满希望与信心。

整体关怀 改革还会对员工家庭造成一定影响，例如外闯员工无法陪伴家人。因此，EAP服务范围可以延伸到员工家人，帮助员工平衡好家庭与工作，分担员工的家庭压力，创造员工及家人旅游、联谊的机会。

心能量

生活让我们懂得，不是所有的故事都能婉约成歌；不是所有的结局都符合想象。既然无法改变就要学会适应和面对。生活，明媚着便是快乐，幸福着便是美好！

4 / 关注“蘑菇效应”，激活企业新生力

研究显示，有较强工作动机的人，特别是内在动机较强的人，工作效率和绩效都明显更高。因为员工受内在动机的驱动，会付出有方向、有强度和持续性的努力。在组织管理中，让员工从意识层面认清内在动机，并在行为层面得以体现，可以有效提升员工个人的工作绩效和组织绩效。

90后员工小张入职前对乙团队的某岗位充满了憧憬，但入职后却被分配到了甲团队，于是他迟迟进入不了工作状态，也无法与甲团队融合，反而与乙团队的人走得更近。支部书记发现小张的状态后，与他进行了详谈，发现小张很想在工作岗位上有所发挥和贡献，并尽快成为“顶梁柱”，只是思想上对新工作准备不足。这是一种比较常见的初入职场的心理困惑。

党支部非常注重青年员工的发展，对新员工进行了集中培训，首先讲述了各岗位的职责、人员安排、工作强度等情况，宣传岗位分工虽有不同，但职责都同样重要，大家须各尽其责；其次，要求新员工要用“职业人”的心态去面对工作，面对新岗位要学会自我调整心态。

小张在书记的劝导下，放下了自己对岗位的“预设立场”，逐渐发现了甲团队的岗位需要认真钻研和积累经验才可以理解其中的大门道，于是越来越用心地投

入学习与工作中。同时，小张在业余时间进行乙岗位的学习，为以后的轮岗做好准备工作。

通过半年的努力，小张已对所处岗位设备的操作得心应手，也从工作中找到了乐趣，与班组的员工交流越来越多，工作效率也大大提高，已经成为甲团队的业务能手。

心理专家分析

新入职半年内的员工会经历一个非常重要的心理调适期，例如校招的员工需要适应从“学生”到“员工”的身份转变，社招员工也需要适应新的工作环境。这时候，组织要及时关注新员工不断变化的心理状态，分辨哪些心理特征是暂时性的、哪些是长期性的，以帮助员工尽快适应团队文化、工作规范和岗位要求，逐步提高其适应能力和工作能力。

心理专家支招

可以针对新入职员工设定一套专门的EAP服务计划，以解决该特定群体的共性心理需求。

新员工心理测评 通过专业的心理测评工具，从情绪指数、应对压力状态、职业活力、抑郁倾向、心理资本方面评估员工，并生成个人报告，给出成长建议。

新员工心理培训 对如何适应工作压力、处理职场人际关系，了解公司文化氛围、公司工作制度等内容，开展统一培训。

新员工团体辅导 对新员工进行10人左右的小组辅导，帮助他们尽快融入公司这个大集体中。

> 蘑菇长在阴暗的角落，得不到阳光，也没有肥料，自生自灭，只有长到足够高的时候才会开始被人关注，可此时它自己已经能够接受阳光了。人们将这种现象称之为“蘑菇效应”。

个体成长性咨询 因为**“蘑菇效应”**，新员工刚参加工作，总是先做一些不起眼的事情，而且得不到重视，往往遇到困难也不愿提出来，当他默默无闻地工作一段时间后，如果工作出色就逐渐被人关注并得到重用；如果工作不出色就渐渐趋于平凡。所以，组织需要主动向新员工提供成长式咨询，有针对性地解决成长问题，帮助新员工提升职场适应力。

心能量

你若停止了抱怨，再向内心看，你就会慢慢地获得释怀与轻松。

5 内外兼修，让绩效压力转为创新动力

创新是引领发展的第一动力。在新工业革命与我国高质量发展形成历史性交汇的大背景下，创新是推动高质量发展的战略支撑。企业要圆满完成各项生产经营任务、实现高质量可持续发展，就必须要进行管理创新、技术创新、服务创新和营销创新。创新并非易事，不可能一蹴而就。员工在创新的过程中，可能始终伴随着对成功的渴求和对失败的抗拒。一旦受挫，压力剧增。因此，企业建立"创新容错机制"，为员工创造宽松的创新氛围就极为重要。同时，要引导员工正确、客观地看待压力，接纳适当压力，学会释放压力，并能够将压力转化为动力。

"总是睡不着，老是担心探井打完颗粒无收，一颗心总是悬着。"某油田科研团队的小黄走进咨询室，说话时很沮丧。小黄所处的油气田是世界上油藏最深的油田之一，油藏埋深7300米以下，一口探井投资需要1亿多元，可以想象，这些年轻的科研人员面临着多么巨大的压力。

他们习惯了熬夜加班，特别是钻井轨迹需要地质支撑的时候，连续数天吃住在办公室，不敢离开，困了就拉开行军床合个眼。因为精神高度紧张，他们忙完

回到宿舍躺在床上反而睡不着。

该单位EAP主管部门将科研人员群体作为重点关注对象，持续提升他们的压力调试能力和情绪管理能力。通过定期对其进行心检、提供驻场咨询服务、开通24小时一对一咨询热线，使EAP与科研创新工作有效融为一体，成为科研人员创新路上应对压力与挫折的“金钟罩”和“铁布衫”。

之后小黄评价道：“科研工作虽然还是很累，压力也很大，但我不再忧心忡忡了，我的思路更开阔，想法也更丰富了，我觉得我们一定能成功！”在科研人员的努力下，该油田4口井测试获油气流，最高折算日产天然气10.45万立方米。

心理专家分析

压力是一把双刃剑，尤其是对于科研人员来说。心理学家耶克斯和多德森发现了一条定律——适当的工作压力能够带来绩效高峰。处于适度的压力下，人的大脑与身体都会迸发出更多的能量，容易让人“灵光一闪”，从而在思路上取得突破性进展。但如果压力过大，认知能力将受到负面影响，这显然是不利于科研工作的。因此，有畅通的渠道释放压力、掌握自我调适压力的方法等都是管理者要为创新人员提供的必备福利。

心理专家支招

将压力转换成动力是一种了不起的能力，需要内外兼修。

正确认识压力 可以通过团辅、培训等方式，改变员工对压力的消极看法，认识到适度的压力对自我发展、能力提升具有正面影响，同时教会员工通过自我观察进行压力水平评估，掌握一定的自我调节方法，并适时求助EAP。

打造缓压环境 丰富心理办公环境，定期在办公场所开展一些积极、有趣的EAP活动，丰富员工的心理感受；优化物理环境，为员工营造温馨、舒适的办公环境，如有条件，还可以建设配备各类压力管理自助仪器的心理健康场室。

6 用心留人，人心留

知识经济时代，人力资源成为企业拥有的资源中最具活力的资源。留住人才，留住真正对企业“组织承诺”较强的人才，成为当下急需攻克的课题。提升员工的“组织承诺”是留住人心的根本途径。“组织承诺”是个人的内在情感所产生的一种规范力量，进而对组织、事业、工作、价值等产生认同感，并且产生忠诚与投入的行为表现。目前，中国石化各企业提升员工“组织承诺”多以“待遇留人、感情留人、事业留人”为主要措施，让这三者成为激发人才在企业安心工作的驱动力。

小王刚到某单位时，觉得工资待遇都还不错，每年能为家里贴补不少钱，对工作生活感到十分满意。但一年后，身处沙漠戈壁的小王感到有些失落，在同学微信群里看到大家多姿多彩的城市生活，十分羡慕。一个要好的大学同学也三番五次打电话给小王，鼓动他“跳槽”，离开荒芜的沙漠戈壁，到城市发展。

这些电话在小王的心里掀起了涟漪。每当想起自己年迈的父母，他“跳槽”的愿望就会强烈一点，但又担心自己辞职后无法找到好工作。摇摆不定的小王没了心思工作，短时间内出了好几次错。这引起了党支部刘书记的注意，他先安排

EAP工作人员找小王好好聊了聊。

经过谈心和观察，EAP工作人员发现：小王性格内向、自尊心较强，不爱与他人交流，对自己的职业生涯也没有具体的规划，总喜欢和大学同学作对比，觉得自己处处不如别人，于是渐渐钻入牛角尖。

EAP工作人员向刘书记汇报了小王的情况，刘书记决定让小王重新认识一下单位和单位里的人。刘书记先给小王算了一笔账，让小王清楚自己的薪资组成、当前及未来5年的大致收入情况。小王听后大为吃惊，承认自己以前真没研究过工资结构，也没预测过自己未来的经济状况。刘书记紧接着又带着他回忆了自入职以来的工作、生活和学习情况，小王想起了单位的领导和同事，不是亲人胜似亲人，无微不至地照顾他、毫无保留地培养他，点点滴滴的感动让小王湿了眼眶。最后，刘书记和小王聊起了和他所学专业相同、他最崇拜的“偶像”——赵专家，详细描述了赵专家从职场“菜鸟”蜕变成“大咖”的奋斗之路，并鼓励小王要成为赵专家那样的人，要坚定理想信念、找准价值定位、坚持永续奋斗。

和刘书记聊完，小王静下心来，对“自己到底要成为一个怎样的人、实现什么人生价值”等问题进行了深度思考，突然发现自己对现状有了新的看法。

小王重新燃起工作激情，并且在赵专家的帮助下制订了未来的职业生涯规划，参加并通过了本专业的中级从业资格考试。

心理专家分析

20世纪60年代，“组织承诺”这个概念开始出现，并不断发展，现在的学者认为，“组织承诺”是个人对所属组织目标和价值观的认同。员工对组织的认同与卷入程度越高，对组织的态度也就越积极，情感的依附性也就越高。员工在远离城市与组织核心的特殊环境中，难免会出现孤独感，需要注意加强此类员工对组织的承诺感，帮助他们分析利弊，找到留在组织的理由。

心理专家支招

研究显示，要使员工形成组织承诺，需要满足员工的存在需求、关系需求与成长需求。

存在需求 是最根本的生理与安全需求，可以适时建立并健全常态化的薪资增长机制，让员工感到自己的生活能得到保障。

关系需求 是社会性需求与自我尊严的需求，一是可以通过团体活动来增强人际关系；二是制定公正透明的工作制度，增强员工的公平感；三是形成互相尊重体恤的上下级沟通氛围，让员工能够放心地求助于组织；四是通过党支部、EAP团队或工会等对员工进行人文关怀和心理关爱，满足其远离家庭后的情感需求。

成长需求 是自我实现的需求，即满足员工“干出一番事业”“干出一番成绩”的愿望，让员工对公司的职位体系和晋升渠道有更清晰的了解，并帮助员工制订长期工作目标。

心能量

不必盲目去羡慕别人，也别轻易看低了自己，你的生活原本就很美好。

7 做好管理工作，要懂人“心”

企业生产经营的落脚点就是基层。基层的管理者在走上管理岗位之前，一般都是技术能手或技能达人，工作能力集中体现在解决具体的生产难题或技术难题上。成为管理者之后，工作对象发生了变化，工作重心也发生了转移，部分人由于角色定位不清晰，没有足够的管理学、心理学等知识储备，在处理具体事务时，不但没有化解问题，反而激化了矛盾，也挫伤了自己的自信心和积极性。

小明是某站队刚上任的副站长，他以身作则、带头实干、严格管理，希望用自己的工作业绩回报企业的培养和信任，不负组织的重托。

然而，小明的满腔热情很快就被浇了一盆冷水。在一次处理员工矛盾时，老员工对小明心生不满，认为小明处事不公。更让小明失望的是，党政领导也没有站在小明“这一边”。

小明感到心灰意冷，觉得自己无法胜任现岗位，想要换工作。党支部书记得知后，决定让小明协助他重新处理此事。他先充分调查发生的问题，就事论事讨论问题，然后与员工共情、换位思考，最后按照条款条规明确责任。经过如此处理，矛盾双方心服口服。

小明对比了自己和党支部书记的工作方式方法，意识到自己因为没有做到共情，在判断是非对错时过于主观，使员工感到不被尊重和理解，所以引起了员工的不满。

经过此事，小明深深感到，管理工作并不只是分配任务和监督执行而已，对于员工心理和情绪的把握也十分重要。小明再次找到党支部书记，希望书记再次给他指点迷津。党支部书记二话没说，拿出早已为他准备好的心理学书籍，让小明先看书，还表示以后会选派他参加管理心理学培训班，帮他补齐短板，尽快成为一名合格的基层管理者。

心理专家分析

员工情绪问题是现代企业组织中的主要问题之一，基层管理者必须要掌握解决情绪问题的能力。如果管理者能够较好地识别、处理与解决员工的情绪问题，那么将给解决实质性问题做好铺垫，甚至促使员工主动、积极地配合管理者解决问题。学习一些心理学知识，掌握一些基本的心理咨询技巧，能够帮助管理者站在人性的角度思考问题，为做好管理工作增添“心动力”。

心理专家支招

可以鼓励基层管理者加入EAP工作人员队伍，参加EAP培训，从而进行“教练式管理”，在完成各项生产经营任务目标的同时，做好员工的思想工作。

掌握咨询技巧 懂得如何积极倾听员工以及研判其心理状态、与员工产生共情、鼓励员工自我表达等，在情感上与员工建立连接。

学习心理学知识 掌握基本的心理学知识，了解情绪与思想、行为之间的关系，区分不同类别情绪问题的表现，帮助员工解决一般性的情绪问题。

运用EAP资源 基层管理者毕竟不是真正的心理咨询师，所以善加利用组织提供的EAP资源，在员工出现自己无法解决的心理问题尤其是心理危机时，及时寻求心理咨询师等专业人士的帮助。

8 / 建立跨部门沟通的桥梁，让“事倍功半”变成“事半功倍”

保障企业生产经营正常运行是一项系统、庞大、复杂的工程，需要所有组织成员之间的关系良好维系，沟通畅通无阻。德国心理治疗师海灵格发现，成员间关系维系的重要因素除了法律、传统、文化、习俗、社会风气等系统自定或自生的规章这些表层因素外，真正控制系统成员关系的是一些心理因素。“隶属系统的资格、付出与收获之间的平衡、系统里个人的位置得到尊重”这三个“隐藏动力”完全控制着每一个成员的内心感觉，会对成员间的关系和行为造成影响。

小李是某单位党群工作科主任，工作积极认真，执行领导布置的任务从不打折扣，不管分内分外工作都抢着干，可时间一长，就吃不消了，一句话：“心真累！”

例如年底给员工发福利，以前是人力资源科和财务科的工作，现在领导却要党群科来办理，于是引起了部门员工的抱怨，认为工作量增加了，也让人力资源科心生嫌隙，认为党群工作科“手伸得太长”。

小李夹在中间感到吃力不讨好，领导那里不好推，活儿干得不少，还得罪其他部门的同事。一次各部门主管之间的团辅活动让小李看到了解决这种困扰的“曙光”。在团辅中，咨询师带领大家在游戏中建立信任感，说出自己的心声。连续几次团辅下来，其他部门员工对小李来说不再只是一个个符号或名称，而是一张张鲜活的面孔。

小李意识到，虽说部门分工明确，但并不能各自为政，站在公司角度来看，大家仍然是一个密不可分的整体。比如给员工发福利的工作，如果人力资源、财务和党群等多部门通力合作，强化沟通，明确分工，事情就可以得到高效而圆满的解决。

没有了泾渭分明的“你我”之分，带着理解、合作的态度去商洽那些需要合力解决的问题，小李发现，许多以往“事倍功半”的事儿现在变成了“事半功倍”。

心理专家分析

如今，企业规模日益扩大，部门职能越来越细化，管理人员如果站位不高、合作意识不强，只守着自己的“一亩三分地”，必将导致跨部门合作不顺畅。部门之间的沟通意识与沟通氛围低于部门内部的沟通，可以通过建立常规化、常态化的跨部门对话机制，为不同部门的员工提供交流机会，形成共同语境，从而改善沟通意识与合作氛围。打破部门之间的壁垒，建立起沟通的心灵桥梁，解决和办理具体事务就会“事半功倍”。

心理专家支招

一旦建立起有效的沟通机制，沟通意识与合作氛围就会不断改善，跨部门合作便会进入一种“不费力”的良性循环中。

定期举办团建活动 通过部门之间联合举办各种文体活动来联络感情，为不同部门的员工提供“私下”交流的场合与机会，从个体的角度互相认识与了解。

整合共同目标 在正式沟通中，兼顾各部门目标，然后重新思考、讨论，整合出一个共同目标，避免合作中出现分歧与冲突。

问题分享 在跨部门会议中，双方分享合作中遇到的具体且典型的问题，进行详细描述，运用头脑风暴解决问题，同时要禁止任何形式的批评与评价。

换位体验 可以安排一至两名员工到对方部门进行换岗体验，并且回到部门分享感受与思考。

表达感谢 借助部门之间的每一次活动、沟通或合作的机会，彼此充分表达感谢之情。

心能量

人在最难的时候，往往也是最易逆风翻盘的时候，你挺过了生活的艰难，才能触摸到生活的精彩！

9 新团队如何快速度过"磨合期"

随着企业发展和生产经营任务的增多，成立新的机构和组织势在必行。融合，成为新团队能够快速实现正常运转的关键词。为新团队成员创造相互了解、增进信任的机会是管理者必然选择的主动行为，不能任由员工自发形成小团体，对日常管理造成不必要的阻力。

某采油厂组建不到三个月，在管理上实行总监制，领导对业务直管，员工身兼数职。虽然这种扁平化管理使得决策任务能直接下达、业务链条缩短、管理效率提升，但也增加了员工的工作强度和压力。很多员工忙得团团转，根本无暇顾及太多。由于员工彼此之间不太熟悉和了解，产生了一些工作矛盾和纠纷，组织氛围有些压抑。

面对此情此景，采油厂汪书记与公司EAP主管部门商定，将前期制订好的新团队员工融入计划提前三个月实施。主管部门开展EAP问卷调查的结果显示：员工对新单位、新机制、新环境还不适应，员工之间也不了解、不熟悉，未能建立工作默契，加之工作地点偏远且远离亲人，员工的孤独感无处排解，严重影响了工作积极性。

EAP工作主管部门选派了擅长人际关系领域的心理咨询师来帮助采油厂员工

解决心理问题。心理咨询师结合实际情况，精心设计了团体互动体验活动。以班组为单位，借助沙盘游戏、OH卡牌等非语言沟通的心理模具体验活动，投射员工真实的心理状态，了解其心理和行为特征，帮助员工找到促进团队融合的突破模式，再结合咨询师与员工一对一的现场心理咨询活动，给予指导建议，促进员工深入向内探索，获得心理成长。

人与人之间的壁垒打破以后，工作默契度也随之提升，减少了不必要的组织内耗，大家越干越顺心，干劲儿也越来越足。年终考核时，采油厂不但超额完成产量任务，还获得“先进单位”荣誉称号。

心理专家分析

一个刚刚组建的团队在运转中会遇到许多问题，除了制定合理的目标与制度，还需要营造积极的团队氛围。首先，带领团队成员破冰是十分重要的一个环节，这将为今后提升工作默契度奠定良好的基础。其次，打造一个具有创造力、价值感和回报高的工作环境，管理者持续不断地引导员工共同关注积极的现象与事件，让良好的情绪、机遇与关系得到发展，员工便会感到自己和组织的目标是一致的、同事和组织是值得信赖的，进而积极主动、心无旁骛地投入工作，使个人绩效与整体绩效都得到提升。

心理专家支招

新团队其实比老团队更容易形成管理者要营造的工作氛围。可以从培养与激发员工的同理心、宽容心与感恩心做起，营造包容、积极的组织氛围。

鼓励员工分享信息 在团辅上，鼓励员工说出自己的困难，使其他员工意识到同事的困难并表达同理心，还可以一起讨论如何克服困难；员工有了成功的经验也可以进行分享，给团队带来信心。

谅解失误 面对新的规章制度，员工难免因为不适应而犯错，在按照规则处罚员工以后，要主动与员工进行沟通，帮助他们从思想上认识问题的本质和产生的原因，在情感上体谅他们的难处。在这种氛围中，同事之间更容易互相理解与谅解，出现矛盾的概率也会降低。

表达感谢之情 进行一些需要互相帮助的团建活动，让员工在游戏中互相协作，引导员工意识到来自同事的帮助并表达感谢之情。另外，在平时的工作中，管理者也需要带头对员工表达感谢，可以采用口头表达、发送邮件或写感谢信等方式。

心能量

人可以忍受不幸，也可以战胜不幸，因为人有着惊人的潜力，只要立志发挥它，就一定能渡过难关。

10/ 管理者不能有家长制作风

家长制的管理在组织中屡见不鲜。因人成事，也因人废事，这样的组织往往有位说一不二的强势领导和一群不爱动脑、听话顺从的弱势员工。长此以往，员工养成了大事小事请示汇报的习惯，工作主动性和创造性消失殆尽。领导成为妨碍组织突破的天花板，“一言堂”的作风成为制约组织发展的桎梏。

老张是某研究所的所长，多年的科研经验和领导经历让所里的员工都对他十分敬重。

研究所的90后员工居多，老张以年龄大、资历老自居为这帮“孩子们”的“家长”，所里大事小事都要一管到底，什么都得按照他的意见办。由于没什么话语权，两个副所长渐渐地也不再履行管理职责，只像普通员工一样做具体工作，形同虚设。

时间久了，老张自己忙得像个不停旋转的陀螺，所里的工作节奏由于迁就他本人的时间也变得缓慢，很多重要的工作也不能按时按点、保质保量完成。老张觉得是两个副职不给力，经常数落他们，两个副职也很委屈，工作中的沟通也经常不欢而散。

后来，事情出现了转机。在一次EAP与生产经营管理相融合工作经验交流会上，资深的心理咨询师针对管理者容易踏入的几个误区做了逐一分析，特别提到了家长制管理。

心理咨询师先是阐述了家长制管理的几个特征，然后分析了家长制管理的弊端及可能造成的危害。心理咨询师说，在职场中，大家都是成年人，是同事关系，只因能力大小、分工不同而成为上下级。上级领导有管理职责，但不分轻重、事无巨细的家长制管理，不仅不能调动起员工的工作积极性，还会扼杀员工的创造力，剥夺员工在职场获得成就感及快速成长的机会。老张越听越紧张，觉得自己一直以来的管理理念和管理方式都需要改善，他终于明白了为什么每次开会没人反对他，为什么他总觉得两个副职不给力……

休会时，老张马上找到咨询师为他指点迷津，咨询师的建议让他醍醐灌顶，茅塞顿开。

按照咨询师的建议，老张开设了所长信箱让大家匿名为自己提意见，起初只是几条建议，后来建议越来越多，老张没生气，反倒在开会时说道："感谢大家的意见，大家能提出来，说明我还'有救'，以后我不会再当你们的大家长，要成为你们的好大哥！"所里的员工们都笑了起来。

心理专家分析

人际沟通分析理论认为每个人都有三种自我状态——"父母""成人"和"儿童"。处于"父母"状态时，我们会去控制或是保护他人；处于"儿童"状态时，我们会服从、讨好或冲动、任性；而处于"成人"状态时，我们则表现得理性、尊重和善于分析。"父母"与"儿童"状态都不适合职场人士这个角色，无论是管理者，还是员工，内在的"成人"状态才是更有效的角色。

心理专家支招

面对员工，管理者不能做说一不二的大家长，而是要做好培训师，与员工建立咨询式管理关系，培养员工的能力，激发员工的自驱力。

建立自主的团队氛围 企业不仅仅是为员工的劳动支付工资，

更是为他们的大脑支付薪酬，但人在被动管理下很难发挥主观能动性。管理者需要给员工一定目标范围内的自由发挥空间，让员工从被动管理变为主动负责。

尊重员工的个性与特质 在每个员工内心深处，都希望能够接受与自己能力相匹配的挑战，并充分展示自己的才能与专业。所以，不妨为每个员工设定比其现有能力稍高一些的目标，激发他们的自驱力。

赋予员工使命 让员工的使命和意愿与组织的使命产生连接，从而使员工不再是被纯粹的利益（工资）驱动，而是产生持续性的内在动力。

心能量

管理就是沟通、沟通、再沟通。

11 凝“心”聚力，让加油站弥漫咖啡香

应对激烈的市场竞争，另辟蹊径拓展生产经营业务成为企业抢夺市场、增加利润、提升竞争力的有效手段。员工面对新增的业务能够产生对美好未来大幅获利的憧憬，也伴随着不知能否掌握新业务的忐忑心情和对即将增加工作量的抵触情绪。在最短时间内，引导员工从心理上和行为上适应新领域、新要求，成为落实企业战略部署的关键之举。

2019年9月，中国石化推出了自己的咖啡品牌——易捷咖啡，采取加油站便利店业务“外送+到店消费”的零售模式。从此，92#、95#、98#不仅代表汽油类型，还代表“易捷咖啡”的黑白咖啡、时尚特饮、精品系列。

对此项新业务，客户拍手称赞，因为可以在加油时顺便喝上一杯醇香温暖的咖啡提神醒脑、驱除疲劳。但在“易捷咖啡”落户的首个城市苏州，某加油站站长小庄却体会到了卖咖啡的重重困难。

小庄所在的加油站共有员工10人，其中寥寥无几的正式员工都在重要岗位，其他都是非正式员工，而且员工不是60后，就是90后……年轻的管理者、复杂的用工形式、年龄差较大的员工群体造成了诸多问题，例如，老员工积极性不高、新员工服务意识不强、服务态度不佳……加油站不止一次遭到客户的投诉。

一听说加油站增加了新业务，员工们看到的是满满的工作量，纷纷推诿，都不愿意主动参加公司举办的咖啡营销和冲泡技巧培训班，这让小庄犯起了难。

正在焦急之际，EAP主管部门带着心理咨询师为加油站站长们开设了“加油站巧变咖啡馆”的EAP沙龙。这场培训让小庄开了窍。小庄还特意将所在加油站的情况与咨询师进行了交流，咨询师给他支了几招。听取了心理咨询师的建议后，小庄逐一了解了员工的困难，诸如“原本工作就繁忙”“自己对咖啡毫无了解”等等。一方面，小庄申请了几次EAP团建活动，以增强员工的信心和团队凝聚力；另一方面，小庄在工作流程和任务分配上进行优化，帮助员工更高效地完成工作。

最后，两位员工主动申请要当卖咖啡的“大拿”，其他员工也表示愿意尝试卖咖啡。当推开“易捷”便利店，空气中弥漫着甜美的咖啡香气，客户们看到真诚微笑的加油员，谁能说他们就没有来一杯咖啡的冲动呢？一个月后，不仅该加油站的“易捷咖啡”获得客户的点赞，其他投诉也大幅度下降。

心理专家分析

在新时代下，如果组织不走创新驱动发展道路，新旧动能无法顺利转换，就不能继续发展与壮大。员工则是创新的关键，出于本能的心理防御，员工对于改变有着天然的恐惧，例如，害怕自己的利益受到影响，惧怕承担失败的风险，又或者对不确定的未来感到恐慌。于是，在这个加油站中，有人害怕承担更多的工作与责任、有人不愿意学习新技能。想要整个团队都迅速适应改革，需要降低员工面临的心理阻力，加大员工的内在动力。

心理专家支招

管理者需要带头适应，从员工思想工作、技术与任务和组织结构上，都做出相应改变。

人员思想 通过EAP团建和培训等活动改变员工对挑战与困难的看法，帮助员工意识到复杂与不明确的环境中往往蕴藏着巨大的机遇和上升空间，从而使员工产生积极的新期望与认知。

技术任务 在技术上帮助员工做好准备，如提供培训等，为了让员工更快适应和承担起新的任务，需要设计合理而高效的新流程与规章制度。

组织结构 团队中，有的员工要去攻克新难题，有的员工要承担更多的传统工作，所以对原本的任务分配需要做出调整，使团队的人力资本发挥出更大的效能。

心能量

人们常觉得准备的阶段是在浪费时间，只有当真正机会来临，而自己没有能力把握的时候，才能觉悟自己平时没有准备才是浪费了时间。

12 有效沟通 提升管理效果

管理的过程，也就是沟通的过程。沟通管理是指管理者为了实现组织生产经营目标，在履行管理职责、实现管理职能过程中进行的有计划的、规范性的职务沟通活动。有效沟通是实现生产经营指令上传下达的生命线，是企业生命有机体的血管，通过“血液”流动来给组织系统提供养分，实现机体的良性循环。研究表明，管理中70%的问题是由于沟通不畅造成的。可见，管理离不开沟通，沟通渗透于管理的各个方面。

小张是某管理区的一名技术员，管理区吴经理安排他前往海三联合站完成含水化验。由于没去过海三联，小张特地问了包括坐车的时间、地点、化验含水间隔等相关事宜。吴经理再三交代，千万别搞错了，得按时到达。小张自以为搞清楚了，也没有和吴经理做确认工作，拎着包就出发了。结果，由于听错了车次，小张搭错了班车，几经折腾到达海三联后，又因未穿劳保用品被拦在门外，费尽力气借来劳保用品，进入海三联的时间仍比规定时间整整晚了两个小时。

事后，吴经理帮助小张分析出错原因，小张仔细回忆了自己的一系列失误，发现在双向沟通中，“你想表达的”和“我所理解的”并不是一回事，没有做信息确认是他最大的疏忽。他向吴经理保证，一定不让类似的事情再发生。

心理专家分析

有效沟通体现在信息接收方可以准确无误地理解信息输出方所表达的意思。出现问题的沟通，往往是信息输出方认为自己讲清楚了，信息接收方以为自己听明白了。若要避免沟通出现问题，信息确认环节必不可少，即信息接收方将自己听到的内容向信息输出方复述一遍，得到确认后，一个有效的沟通才画上了圆满的句号。

心理专家支招

在职场中要实现有效沟通，可以采取以下措施。

（1）沟通前做调查，先通过公开渠道收集信息，对事物进行较为全面的了解，知道接下来哪些部分需要重点沟通。

（2）多角度询问，就同一个问题问问处于不同位置的人，如果小张当时询问了以往去过海三联办事的人，可能就会知道自己真正需要的是什么了。

（3）提前列好问题，当需要口头沟通多个问题时，我们很容易遗漏，所以最好一条一条地提问事先准备好的问题，从最重要的问题开始。

（4）及时反馈，为了避免传递的信息和接收的信息不一致，可以用自己的理解复述对方的回答，以确认信息是准确的。

（5）开放性讨论，问完准备好的问题后，可以和对方进行开放性讨论，做最后的查缺补漏。

13 营造“心”氛围，做彼此的天使

美国心理学家马斯洛在需要层次理论中，将人的基本需要分为五个层次，分别是生理需要、安全需要、社交需要、自尊需要和自我实现需要。其中，社交需要是指对友谊、爱情以及隶属关系的需要。当生理需要和安全需要得到满足后，社交需要就会突显出来，进而产生激励作用。反之，如果社交需要得不到满足，就会影响人的精神，导致高缺勤率、低生产率、对工作不满以及情绪低落等。

小张是某单位海洋平台的员工。15天一个周期的平台生活，让本就性格有点内向的他更加少言寡语。平日里，小张与同事相处时很少主动与他人交流，工作积极性也不高，只愿意承担自己分管的工作，其他工作从来不插手。几次讨论活动，小张都只是在一旁当“观众”。

“天使与主人”是这个平台开展EAP的主题活动项目之一，目的是让团队变得更加温暖与和谐。“天使”的扮演者要主动为“主人”着想，力所能及地为“主人”服务；“主人”的扮演者并不知道“天使”是谁，但可以享受到被关心、被照顾的温暖。活动采用随机抓阄的方式，每个人既是“天使”，也是“主人”。

在随后的时间里，小张外出巡线返回值班室时，总能看到自己的桌上放好了一杯热开水，加班时也会有同事为自己留好夜宵……慢慢地，小张感觉身边每个人都是自己的“天使”。同时，小张也主动为值夜班的同事送去果盘，提醒生病的同事注意休息、按时吃药。随着活动的深入，小张“服务”的对象也逐渐由自己的“主人”扩散到平台上的每个人。

两周以后，大家一起进行活动总结分享，并全体获得了“团结友爱奖”。小张所做的点点滴滴得到了许多人的认可和赞扬，之后，他逐渐开朗起来，与同事相处也越来越融洽，工作积极性明显提高，不仅自己的本职工作做得更好了，在空闲时还会主动帮助同事。

心理专家分析

凝聚力是群体的一项重要属性，指成员之间相互吸引以及愿意留在该群体中的程度。研究发现，对于绩效规范要求高的组织，如需要高产出、高工作质量、与群体外的人保持良好协作，高凝聚力群体的生产率显著高于低凝聚力群体。

心理专家支招

案例中的“天使与主人”互助模式正好符合组织增强群体凝聚力的一些规则。

（1）增加群体在一起的时间，尤其是非正式沟通时间，让个体之间能够互相暴露，加深了解与沟通。

（2）鼓励群体对目标的认同，让大家都为同一个目标而努力。

（3）奖励群体，而不是奖励成员个体。

（4）缩小群体规模，比如将一个过大群体分为几个小群体。

（5）提高群体地位，让人们意识到，经过筛选的优秀人员才能进入该群体。

（6）鼓励与其他群体的竞争，如班组间的业绩评比。

（7）拥有独立的群体物理空间，如属于群体自己的办公室。

14 “心理排毒”要及时，工作业绩不掉队

激烈的岗位竞争、高标准的工作要求，让越来越多的企业员工心理压力增大，心理困惑增多。压力积累到一定程度时，人就会被委屈、自责、愤怒等负面情绪所困扰，感到难以面对和把握，使日常的生活和工作受到干扰，造成失衡的状态，进而影响组织生产经营目标的实现。

小李是5年前毕业的研究生，工作表现突出，一直被领导器重，最近被提拔为队长。可是越来越多的工作、越来越重的责任，让小李压力越来越大，在工作中小错不断，甚至有一次差点儿酿成大祸。领导和同事都对他颇有微词，用他的话说：“领导严、队员怨，日子天天如此，感觉真是太倒霉了！”

对于小李的这些变化，大队领导看在眼里，急在心里，想直接和他谈话又怕伤他的自尊心，于是让EAP工作人员去找小李好好聊聊，帮他排解心中的苦闷。通过谈心，EAP工作人员了解到小李刚参加工作时，踌躇满志，只想在工作上做出一番成绩。可是，自从到了野外队，每天一身油污一身汗，半夜一个电话就得上井，有时好几天回不来。一晃5年过去了，虽然拿的钱多了些，也当了队长，但长时间高标准的要求、高强度的工作让他心里的委屈越来越多。

EAP工作人员引导说：“随着职务的升迁，岗位要求发生变化，工作压力增大

都是正常现象，我们需要对此有正确的认识并做好应对的心理准备，同时做好经常性的‘心理排毒’，调整看问题的视角，转换负面情绪，以积极主动的心态迎接挑战。”

EAP工作人员将小李的情况向大队领导进行了反馈，并建议领导多关注小李的情绪状态，及时给予他工作认可和肯定，赋予更多的正向情绪价值，帮助他以良好的精神状态发挥出自身能力优势，在为企业作出更大贡献的同时实现个人价值。

随着大队领导的正向情绪赋能越来越多，小李的状态越来越好，带领他的团队出色地完成了大量工作，对未来又充满了信心。

心理专家分析

组织行为学中的情感事件理论指出，员工会对工作中发生的事情产生情绪反应，这些反应又会反过来影响他们的工作绩效与满意度。容易让员工产生负面情绪的事件包括：人际冲突、压力过大、工作条件较差等。容易让员工升起正面情绪的事件包括：实现目标、得到支持、获得认可等。如果管理者能够很好地感知员工的情绪，了解情绪背后的原因，能够帮助员工有效疏解情绪，不但有利于员工身心健康，还能减少员工处理不良情绪的时间成本，保持稳定的情绪状态，为实现组织目标作出更大贡献。

心理专家支招

研究发现，领导者的优秀表现中85%要归功于情绪智能。

（1）允许员工在适当的情况下向自己倾诉或者表露负面情绪，并且与他们共情，而非完全用理性的角度去评判其行为，可以向他们介绍EAP咨询服务。

（2）通过积极反馈来调动员工的积极性，及时、具体、明确、客观、如实地对员工的工作成果进行反馈。

（3）帮助员工分析产生情绪的原因，并且给出具有建设性的意见，一旦员工发现问题能够解决，负面情绪可能会就此消失。

（4）鼓励员工尽可能多表达真实而积极的情绪，管理者可以带头在群体中多分享积极情绪。

心能量

世界如一面镜子，皱眉视之，它也皱眉看你，笑着对它，它也笑着看你。

15 EAP为海外员工注打“心理疫苗”

疫情下，如何保障海外员工的身心健康呢？

疫情期间，国外新冠肺炎感染人数不断上升，在此种态势下，由于各国停航封疆等原因，大批海外石化员工难以返回国内。身处异国他乡，他们的身心健康会受到何种程度的影响？又会遇到哪些困境呢？这是我们心头时刻牵挂的事情。

从安全方面来说，海外员工长期生活在远离祖国和家庭的环境里，社会支持系统比较薄弱。随着疫情蔓延，生存和安全的风险增大，他们盼望回国与家人团圆，寻求安全的渴望增加，尽快回国已经成为多数海外员工的强烈需求。

疫情发生以来，为保障海外员工的身心健康，各EAP服务中心是如何行动的呢？我们先看一件发生在身边的“小事”。

2020年8月，某油田工会和EAP服务中心获悉驻北美的一名员工小陈，因海外疫情的持续蔓延，回国航班被全部取消，迟迟不能回国，眼看10月1日的婚期将近，仍在海外的他焦急万分、烦躁不安。经约定，工会领导和EAP服务团队与小陈分别进行了视频通话，了解了小陈在海外的近况以及婚礼筹备的情况后，工会领导决定帮他了解中转回国机票的情况，协调有关人员帮助他筹备婚礼。同时，EAP辅导师对小陈进行了心理疏导，为他打上了一剂“心理疫苗”，他的心里释然了。工会和EAP辅导师为小陈解除了后顾之忧，他内心的忐忑总算有了着落，在海外的工作和生活也踏实安心了。

心理专家分析

2020年，全球突发新冠肺炎疫情，不仅海外员工的生命安全受到威胁，他们的心理、情绪和生理也会因此而出现问题，甚至是产生创伤性应激障碍。本案例中的小陈，在疫情持续蔓延的情势下，出现了悲观、困惑、愤怒、心力交瘁感，加之长期隔离生活的无聊感、无意义感，以及不安全感、对未来的失控感等，心理上的不适逐渐变成睡眠障碍和各种生理上的不适，如出现晕眩、胃痛等症状，这些身心问题给他造成了较大的困扰。

从本案例的“小事”，便可窥一斑以见全豹，虽然病毒阻断了回国的航线和路途，但却切断不了企业和员工家庭之间的关爱与温情。像小陈这样，在海外疫情肆虐的状况下，因个人和家庭遇到困境获得单位EAP服务中心帮扶的员工还有很多。

心理专家支招

随着海外疫情防控不断升级，超期工作、提质增效任务艰巨以及资源国社会动荡不安等多重挑战，给海外员工造成巨大的身心压力，也牵动着中国石化集团公司和百万员工的心。

个人层面：自我调整

鉴于海外石化员工需要长期在国外前线工作，介绍几种常见的心理调整方法，以便员工疏解情绪与压力。

（1）深呼吸法：当你感到压力大和不顺心时，可以深深地吸几口气，慢慢地呼出。这样，一是有了思考的时间；二是可以使大脑得到放松，缓解压力。

（2）运动法：当你的心情不愉快和身体不舒服时，选择一种适合自己的运动方式，可以让自己的心情在运动中慢慢平静。

（3）时间管理法：把每天的工作计划分成三类，A是既紧急又重要的工作；B是重要但不紧急的工作；C是常规性的事务性工作。首先要重点安排好A类工作，B类和C类工作则可以穿插进行。精力较好时完成B类工作，感到疲倦时处理C类工作，这样一天的工作将会井井有条。

（4）文字涂鸦法：在感到痛苦、难受时，将自己的感受、经历、想法统统写出来，用于解决情绪的波动。

组织层面：EAP服务

从企业角度来看，也有很多方式方法可以帮助员工渡过疫情难关。除集团公司为海外员工提供的心理健康热线、心理咨询和危机干预外，还有以下方式也可参考使用：

1. 设立海外员工心理求助热线等通道

海外员工在工作与生活方面遇到困扰时，可以拨打“奋进石化”平台“心福咨询”热线，随时为海外员工提供心理咨询服务。

2. 建立EAP全程服务体系

（1）在选择员工外派海外之前、外派之后，建立海外员工及其主要家庭成员心理测量或评估体系。

（2）利用寒暑假，组织境外倒休员工EAP“幸福家·石化情”等活动，疏导情绪，化解矛盾，增进感情，促进家庭和谐。

（3）鼓励存在心理障碍的员工主动进行心理咨询求助，疏解个人心理障碍。

（4）应安排专人参加心理咨询培训，并针对海外员工心理健康问题进行合理疏导。

（5）海外项目负责人应定期与员工进行思想交流，了解员工心理上存在的问题，及时进行疏导，对不能有效疏导的要及时求助EAP服务中心。

（6）组织心理专家到心理问题较多的海外项目部开展现场咨询。

第二章

EAP助力安全管理

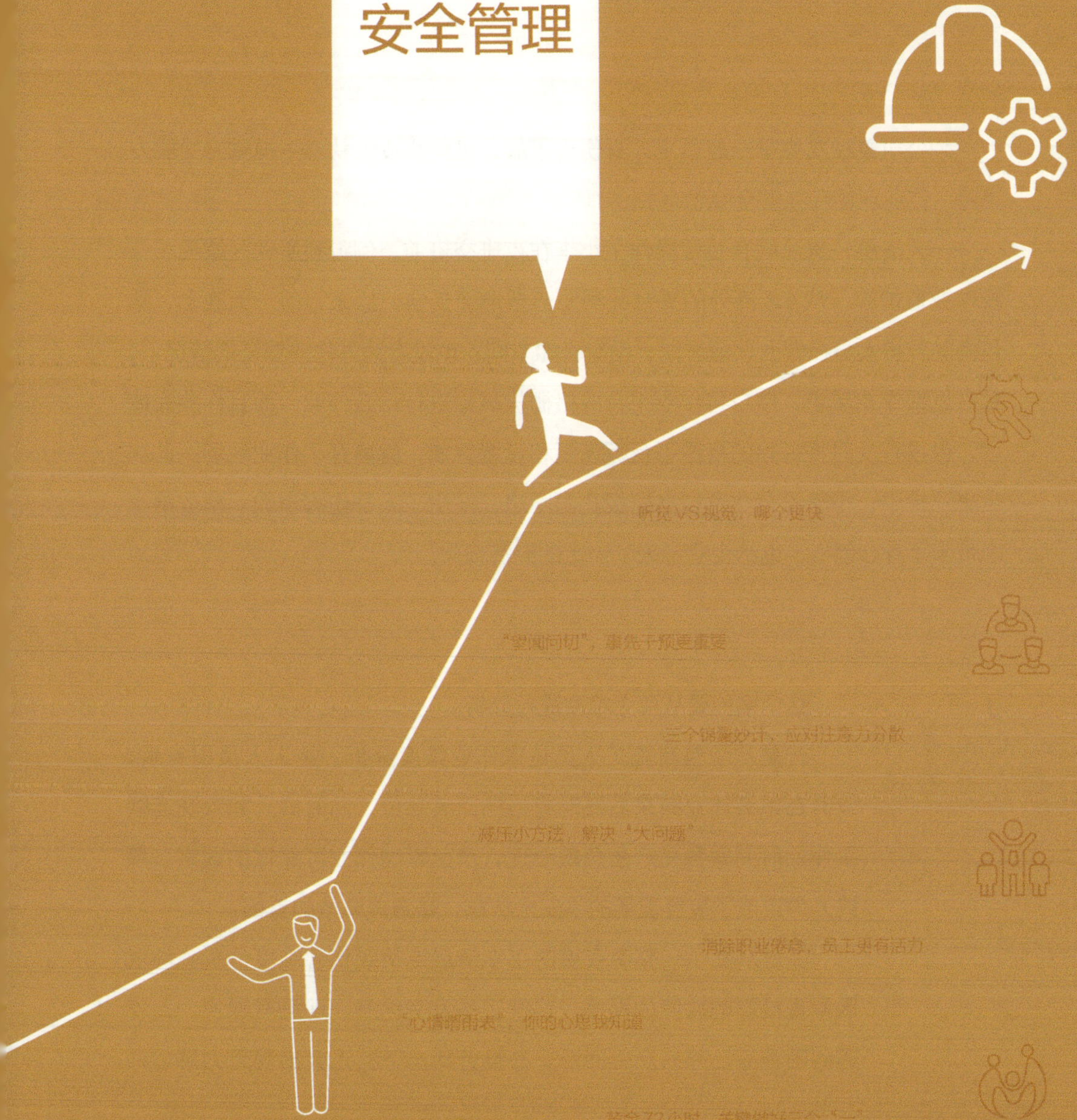

1 听觉VS视觉，哪个更快

某公司曾经发生了一起员工人身伤害事故，可能和疲劳状态下视觉感受能力下降、作业现场存在安全隐患有关。

一天清晨，氢油联合装置操作工小李在夜班交班前，例行到所辖区域现场寻找作业监护牌，从4米高处的平台孔洞坠落至地面受伤。原来，前一天晚上，承包商的维护人员在作业票证过期、没有告知车间，也没有续办作业票证的情况下，私自返回作业现场，擅自将作业平台的格栅板拆除进行吊装作业，而且作业完成后，也没有及时将拆除的格栅平台板恢复和设置警戒，就离开了作业现场。此次当班巡检中，小李没有注意到格栅板孔洞隐患，发生了人身伤害事故。事故给小李带来了身心创伤，也给企业带来了一定的经济损失。

心理专家分析

这个案例要从两个维度进行分析。

一是从承包商施工人员违章作业维度分析。施工人员图省事，没有在吊装作业结束后及时将格栅回装复位，同时白天和夜晚连续工作，时间紧容易产生急躁心理，产生影响作业可靠性的因素，最终人为造成了装置现场的不安全状态，是造成事故的首因。

二是从上了一整晚夜班的小李清晨巡检致伤害维度分析。环境因素直接影响疲劳的程度。连续工作没有休息、现场有噪声、工作遇到困难等，都易产生疲劳。在疲劳状态下，人会出现无力感、注意力失调、感觉失调、记忆和思维障碍现象，视、听、感等接收信息的反应能力也会随之下降，从而引发事故。小李上夜班是从晚上12点到次日上午8点。早上6:30交接班前，是容易出错的时间段，又是操作人员最困、最疲劳的时候，容易产生麻痹心理。疲劳又导致小李注意力广度范围缩小、注意力分散、反应迟缓和视觉观察能力下降，从而导致事故发生。

心理专家支招

（1）设置语音提醒。人的各种感觉在生产作业中的用途是不同的。从安全管理及员工安全的角度来看，视觉、听觉、运动感觉、皮肤感觉比较重要，它们在生产作业活动中分别接收和感受生产作业环境中各种设备的状态、声音、温度以及振动等信息。数据显示，人听觉的反应时间为120～182毫秒，而视觉反应时间为150～225毫秒，所以听觉更快。我们可以利用人感官反应时间的不同，做好安全生产的预防工作。承包商施工人员在拆除格栅时，可以加装防护围栏，从视觉上做好提示，也可以从听觉上做好提醒。建议最好用语音提示："此处正在施工，请注意安全"或"禁止入内，或请绕行"等，以强化人的注意力。

（2）防止过度疲劳。针对造成员工疲劳的各种因素，采取有效措施，努力改善劳动条件，减轻繁重的体力劳动，减少事故发生。另外，要关注员工8小时以外的生活，引导员工养成健康的生活习惯，规律作息，适当健身，保持上岗时良好的状态，杜绝事故发生。

（3）实施双人巡检。操作人员交接班或夜班巡检时，最容易发生事故和操作失误，一定要加大监护力度，落实安全措施。建议最好两人一起巡检，互相监督、互相提醒、互相保护。

2 "望闻问切"，事先干预更重要

员工甲："听说这几年石油石化行业员工非生产性死亡的人数比较多啊？"

员工乙："是啊，这不，我同事昨天还好好的，今天突然倒下了，差点命就没了！多亏班长及时发现了他不对劲儿，赶快给他吃了硝酸甘油，救了他一命。我们班长预知能力很强啊！"

员工甲："员工的身体问题还可以预知吗？"

员工乙："当然可以啦！我们厂今年用同样的方法救了6名员工的命哪！"

员工甲："啊？这么神奇？说来听听有什么好招。"

员工乙："我们EAP管理团队凭经验总结了一套实用的班前'望闻问切'法……"

员工甲："'望闻问切'，真是高招！我赶紧拿小本本记下来。"

一个月以后，员工甲与员工乙见面了。

员工甲握住员工乙的手："太感谢你们的'望闻问切'法了。前两天，我们班正在开班前会，我发现老张师傅没来参加，想起'望闻问切'法。我们赶紧去找他，在休息室发现了老张师傅。他正趴在桌子上，面色苍白，虚汗已湿透了工装。我们立即想到老张患有高血压、高血脂，可能是突发心血管疾病，就赶紧拿出班组'小药箱'，给他吃上硝酸甘油，同时拨打了120急救电话……"

之后经诊断老张师傅为突发性心梗，由于判断、处理、送诊及时，老张师傅经过治疗，恢复了健康，很快重返工作岗位。

心理专家分析

心理学有一门学科叫职业健康心理学，是研究如何运用心理学改善工作生活质量，保护和促进员工的安全与健康，提升幸福感的学科。“望闻问切”工作法正是运用了心理学方法，通过员工躯体症状、生活习惯、重大生活事件等分析员工的健康状态，对员工健康实施改善和干预措施。

心理专家支招

随着员工年龄增长，部分员工身体会出现这样那样的状况，患有慢性疾病的居多，给安全生产带来一定的隐患。员工可能因负面事件产生精神状态不佳、心情不好、身体不适现象。如果给他安排了重要工作任务，可能会因此发生事故，或者在岗突发疾病，造成严重后果。

为了解决这个问题，EAP 管理团队深入一线调查研究，提出了员工上岗前，班组长要“望闻问切”，及时准确发现员工生理、心理的问题，了解背后的原因，对症下药，避免员工带“病”进入作业现场，为安全生产和员工健康筑起了绿色“防护屏障”。

“望”就是上班看面色、吃饭看胃口、工作看劲头。每日交接班会、就餐时或者工作过程中，工友之间，尤其是班组长要注意观察员工面色是否正常，吃饭是否有胃口，工作状态是否有倦怠。

“闻”在班组日常谈话交流中，班组长要多打听员工是否有患病，家庭是否有困难，是否有重大生活事件，工作岗位调整是否有情绪，奖惩考核是否有意见，重大项目承接是否有困难。

“问”发现异常，马上要多问几句，“身体是否不舒服？”“最近家里、单位上是否遇到什么困难或烦心事？”

“切”就是摸准脉搏，找出问题背后的根源，也就是医生常说的“病灶”，及时向上级汇报，适时进行思想引导和心理疏导，及时做出适当的处理安排。

3 关注“黑色10分钟”

在EAP与安全生产管理培训班上，一位基层班组长提出了这样一个问题：“我们公司多年前曾经发生几起事故，好像都是在节假日前后发生的。有一年的‘9·15’物体打击事故，就是中秋节前夕的一个晚上8点27分发生的。承包装置保运的外来施工单位3名员工带着聘用的劳务工3人进行检修作业，1名装置操作工人在现场进行监护。6名施工人员急于完成抢修任务，未按安全操作流程，监护人员也未按照标准化作业流程进行确认，结果发生了管箱脱出活套法兰整体飞出，击中正在作业的施工人员和监护人员，造成1人当场死亡、1人重伤的较大事故。现在，每到节假日，我都会很担心。”

EAP专家和参加培训的员工们开展了热烈的讨论。

心理专家分析

“二战”结束后，英国皇家空军统计在战争中失事的战斗机和牺牲的飞行员以及飞机失事的原因和地点，令人们不解的是事故发生最频繁的时段，不是在激烈的交火中，也不是在紧急撤退时，而是在战斗机完成任务、胜利归来、即将着陆的几分钟里。在民航业内，一直也有“黑色10分钟”的说法，即从全球已发生的飞机事故统计数看，大多的航班事故发生在飞机起飞阶段的3分钟和着陆阶段的7分钟。

其实，“黑色10分钟”也发生在很多行业，其中包括石油石化行业。节假日前后，安全生产、交通等事故增多，和作业人员急于完成任务、想过节休假有关。与节假日有关的事情，会在作业人员的头脑中起干扰作用，使他们在工作过程中容易注意力不集中、情绪不稳定。节假日前，人们常常会盘算着怎么安排节假日生活，怎么和家人出游、团聚等。而假期后，假期中发生的事情还在头脑中，特别是一些令人兴奋或令人烦恼的事情，也会造成工作人员思想不容易马上转移到工作中来，从而造成惨痛的事故。

心理专家支招

关键时刻不能忘 管理人员要关注“黑色10分钟”这一特殊节点员工的心理状况和情绪状况，帮助员工消除后顾之忧，解决家庭困难，做好心理疏导、人文关怀，引导员工调整情绪、平静心态，保证节前节后工作、生活全过程的安全。

急躁心理不可取 人体有自然的生理节律。人的器官不能长时间保持均匀的工作能力，白天工作，夜晚连续加班，会给人带来生理的疲劳和注意力的分散。所以危险性大的作业，尽量不要在夜间安排，不要因为抢工期而忽视了安全。

节日提醒不可缺 节日前后要多开展安全提醒，调整好工作节奏，同时引导员工排除干扰，更加专心致志地工作。可组织一些节日前、节日后的活动，如节前让员工把节日期间的安排用心意卡、节日计划单等形式写下来、贴出来、讲出来，分享给大家；节后组织收心会讲讲节日期间有趣的事情等，让员工放下心事、调整情绪，集中注意力到工作中，同样也能起到好的安全保障效果。

4 从外显状态看到内在需求

这一天，车间EAP心理服务点迎来了一位求助者小路，他说自己近期身体有些“不对劲”，各部位肌肉、关节都处于僵硬紧绷状态。他怀疑自己生病了，就去医院做了全面检查，也去北京大医院问了诊，结果所有检查指标均正常。但他还是怀疑自己身体出问题了，情绪很低落，于是走进了车间心理服务点，寻求EAP心理援助。

小路，年龄在30岁左右，是车间技术员。他工作勤奋严谨，在一线工作加班加点是常事。另外，小路又是一名运动健将，经常参加公司的体育比赛，多次取得比赛名次。随着工作越来越忙，他进行体育锻炼的时间越来越少，除了吃饭和睡觉，其余时间都在工作状态中。持续一段时间后，小路常常不能专注于工作，经常想念久违的体育运动。最近就出现了前面所说的症状，躯体僵硬肌肉紧张，同时出现情绪低落、疑病等心理问题。

心理专家分析

小路可能是由于职业紧张，同时工作和爱好发生冲突而造成的“压力综合征”。这是他的潜意识通过身体症状提醒他要关注自己内在的需求，他的外显状态已经影响了他正常的工作和生活。这种状态是个体心理危机，需要EAP志愿者及时介入，有效进行心理干预，消除他的心理困扰，引导他把压抑的紧张、焦虑、恐惧等负面情绪释放出来，唤醒他内在的积极能量，能够合理安排时间，工作和爱好同时兼顾，以摆脱消极心境的困扰，恢复身心健康。

心理专家支招

明确问题 运用倾听技术，让求助者倾诉他的身心困扰，探索他内在的需求。

沟通交流 运用心理访谈技巧，第一，肯定求助者有能力解决自己的问题；第二，让求助者看到问题的背后是他内在的需求没有被满足；第三，鼓励他从内心出发，制订新的人生规划。

执行规划 引导求助者为完成人生规划拟订日常计划清单，通过定时定期打卡的方式，督导求助者完成。

效果评估 三个月后，对求助者进行心理测评。同时，从生活、工作两方面“双管齐下”，帮助求助者尽快恢复往日热情阳光、积极向上、青春活力的良好状态，逐步提升工作业绩。

心能量

你弱了，所有的困难都强了！
你强了，所有的困难都弱了！
生活就应该逢山开路，遇水搭桥！
生活给你压力，就会还你奇迹！

5 / 三勤三到位

马姐是某电厂燃料车间输煤皮带岗位一线员工，负责锅炉燃料煤皮带输送巡检监护工作。那天是马姐四点的班，班前会刚结束，马姐没有像往常一样和班员沟通交流一下当天的工作，再去岗位，而是心情沉重地匆匆上岗了。

班长看到马姐神色异常，不放心就跟着马姐到了她的岗位，发现马姐正手拿抹布呆呆地站着，竟然没有察觉班长的到来。

班长："马姐，发生了什么事吗？"

马姐顿时泪眼婆娑："我父母前两天生病两人都住院了，刚才上班路上又接到老师的电话，说儿子上体育课扭伤了脚，眼看还有一个月就要测试体能了，这可怎么办啊？"

马姐抽泣着说不下去了……

班长曾经上过公司组织的安全心理学培训班，知道情绪低落不仅影响工作效率，还极易发生个人伤害事故。于是，班长运用了班组EAP的有效方法——"三勤三到位"。他立刻对马姐说："哦，是这样，谁遇上这些意外情况都会着急的，但是一旦遇上就要积极面对！孩子身体机能恢复快，一定有办法解决！你看，输煤皮带岗位危险系数高，你带着重重的心事上岗，注意力会分散，容易造成伤害。这样吧，我让主任给你签个请假条，其他同事可以帮你顶个岗，你先回去看看孩子的情况，有什么情况给我打电话，需要帮忙我们一起上！"

马姐感动得眼睛又湿润了。她不停地说："谢谢班长！谢谢班长！……"

班长："回去的路上一定小心，先安全回到家再安排其他事情，相信老人和孩子一定会很快康复！"

心理专家分析

安全心理学提示，安全与人的情绪状态息息相关。积极的心境使人心情愉悦、思维敏捷，有利于工作效率的提高，对保证安全是有利因素。消极的心境使人精神萎靡、思维迟钝、思想和注意力不集中，对安全是一种威胁，也是造成事故的隐患。

心理专家支招

本案例中的这位班组长学习了《安全心理学》相关知识，了解了情绪状态对安全工作的影响，运用了班组EAP的有效方法“三勤三到位”，即勤教育督促到位、勤提醒检查到位、勤沟通疏导到位，做出了让员工暖心的安排，确保了一线员工的安全与健康。

心能量

只有驱散消极情绪的迷雾阴霾，才能沐浴到理性温润的阳光雨露。

6 三个锦囊妙计，应对注意力分散

“王师傅，昨天怎么把脚伤了？”运行三班的安全学习还没开始，车间工会主席就提出了最关心的话题。

“没事！就是去开个阀门，不小心踢到了地面的盖板。不要紧的！”老王师傅不好意思地连连解释。

“不会吧？您这么多年经验，哪个阀门闭着眼都能摸到，怎么会不小心？”主席打破砂锅，非要问个究竟。

看到实在瞒不过工会主席的关心，老王说出了实情。原来，昨天快下班时，装置运行负荷发生变化，正在填写记录、准备交班的老王连忙在室内DCS调整负荷。几分钟后储罐液位变化过快，老王急忙又去室外调整现场阀门。因为担心溢流，他连跑几步，不小心被一处盖板绊倒，造成了脚部轻伤。

心理专家分析

本次意外伤害后果虽小，却是典型的由于注意力转移、分散和分配不当造成伤害的事件。一是老王把注意力从准备交班转移到装置运行负荷调整；二是去调整时因顾虑液位变化造成溢流而注意力分散；三是同时关注液位和未完成的交班记录，焦急中造成了注意力分配不均。

心理专家支招

对注意力分散状态的员工，要关注引起注意分散的客观因素、关键时刻、心理因素和生理因素，并“分门别类”做好疏导。

重视关键时刻 客观因素是指引起注意分散的外部原因，比如工作状态转换、巨响、新异的气味都能使员工注意力分散。服用某些抗感冒药物、前一天饮酒也会对员工神经系统造成抑制或麻痹。针对这一类型引起的注意力分散状态，要充分考虑工作任务的复杂程度、个体熟练程度等因素，尤其要关注三个关键时刻：一是从正在进行的工作转向另一项新的工作时，因工作场景转换，容易忽视潜在风险；二是工作开始和结束时，因未全身心投入，易马虎出错；三是交接班时，因人员、环境突然变化，易引起注意力分散，造成事故。

针对性开展团体心理辅导 心理因素主要指员工对工作之外的事情投注注意力的程度。当与工作无关的事情引起员工较多的关注，甚至引发焦虑情绪时，会使员工在工作过程中经常考虑其他事情，精力难以专注。如子女中高考、家庭不和、人际关系紧张、与领导有矛盾等，都可能引起员工注意力分散。针对这一类型引起的注意力分散状态，组织开展婚姻家庭、亲子教育、高效沟通、压力调适、中高考减压等团体心理辅导，可以帮助员工经营好各种关系，为其更专注工作消除后顾之忧。

实施“人体节律提醒” 引起注意力分散的生理因素主要有睡眠不足、疲劳、体力不适、疾病等。针对这一类型引起的注意力分散状态，要温馨提示身体生物周期和心理调整，对重点岗位操作人员进行轮岗休息，采用外部、内部和自我干预等方式，帮助员工改善和消除不安全心理。

7 你们相信我，所以我更要相信自己

小孙是入厂两年的新员工，老师傅评价小孙是个冒失鬼，干活总爱丢三落四，小毛病不断。当师傅们指出问题时，小孙还总是满不在乎，认为这是小题大做。车间EAP工作者组织了家人安全寄语活动，还组织班组员工经常进行安全提醒、安全心理团体辅导活动。慢慢地，小孙越来越有责任心了。小孙说："你们相信我，所以我更要相信自己。"

心理专家分析

"海恩法则"讲到，每一起严重事故的背后，必然有29次轻微事故和300起未遂先兆以及1000起事故隐患。海恩法则强调了两点：一是事故的发生是量的积累的结果；二是再好的技术，再完美的规章，在实际操作层面，也无法取代员工的自身素质和责任心。有的员工对安全生产的制度管理虽然是接受的，但是还没有做到入心入脑。关注员工心理、提升安全意识是EAP工作很重要的一环。

心理专家支招

发挥家庭的情感支持 拓展工作环境之外的安全心理资源，发挥家庭情感支持作用，开展亲情助力安全环保系列活动，如制作安全心愿卡、家庭照片墙、亲情安全寄语、亲情承诺践诺等活动，共同构筑"八小时"以外安全防线。

调整个体的心理状态 针对有“苗头”的个体，要及时为其创造多参与集体活动的机会，引导和调整个体的心理状态，使员工始终保持良好的精神状态投入工作。

心能量

你若爱，生活哪里都可爱。你若恨，生活哪里都可恨。不是世界选择了你，是你选择了这个世界。

8 减压小方法，解决“大问题”

某公司炼油运行部催化裂化装置处于运行后期。为保证装置安全环保生产，车间要求在岗人员加大现场风险隐患排查力度，严格进行现场作业监管。员工工作量剧增，工作压力增大，出现了一些抱怨、不满的情绪，工作热情不高。部分人员抱着“当一天和尚撞一天钟”的心态混日子，装置出现漏点和异常突发问题明显增多。

心理专家分析

当工作负担过重、变换生产岗位、工作责任过大或改变时，大部分员工会产生工作压力。压力既是强大的推动力，也是影响工作绩效和职业健康的消极因素。员工长期工作压力过大，会产生一系列身心不适症状，如睡眠障碍、注意力降低，从而影响到企业的生产安全。

心理专家支招

在压力情境下学会应对的有效办法，可以使应对能力不断提高，工作效率随之上升，所以，压力是提高人动机水平的有力工具。在进行压力管理时应该注意五个原则：

适度原则 进行压力管理并不是不顾组织的经济效益而一味减轻员工压力、最大化员工的满意度，而是要适度。

具体原则 由于压力在很大程度上是主观感受，因此在进行压力管理时要区别不同的对象，采取不同的策略，根据对象的不同特点做到具体问题具体分析。

岗位原则 组织中，不同部门、不同岗位员工面临的工作压力不同。一般来说，岗位级别越高、创新性越强、独立性越高的员工，其承受的压力也就越大。比如销售人员的压力一般比生产人员要大，因为生产人员面对的更多是可控因素，而销售人员就不一样，销售业绩的好坏不仅取决于自己努力的程度，还与客户、市场大环境、竞争对手有关系。

引导原则 由于压力的产生是不可避免的，所以引导压力向积极的一面发展就非常重要。对员工来说，有些外部因素是不可控的，比如面对强大的竞争对手，可以灵活地将压力变为动力，激发更多的工作热情。

区别原则 在消除压力前，首先要找出压力的来源并区别对待。有些压力是可以避免的，比如由于员工之间不团结、人际关系复杂造成的压力，岗位职责不清、分工不合理所造成的压力。要针对不同类型的压力，通过提高员工的工作能力和心理承受能力、改善人际关系等多种方式来解决。

9 告别“路怒症”，铺就安全路

某公司通勤班车驾驶员小王经常受到“路怒症”的困扰，遭遇堵车就烦躁不安、情绪不稳，有时遇到不文明行车，还会不耐烦、频繁按喇叭，遇到一点小摩擦就发牢骚。他的车辆经常在路上发生剐蹭。

心理专家分析

“路怒症”，是指在交通阻塞的情况下，开车压力与挫折所导致的愤怒情绪，发作者会非理性驾车或袭击他人的汽车。以下个性心态的人易患“路怒症”：

A型性格。心理学把性格特征很认真、固执、有时间紧迫感、情绪易激惹、易感情用事、行为风格果断、雷厉风行等表现者，称为A型性格。A型性格最易引发“路怒症”。

敏感脆弱或冲动性格。如一贯表现出缺乏自信、缺乏耐受力、遇事敏感多疑、遇小挫折要么垂头丧气要么非理性攻击等特征的人，在塞车情况下，可能因正常的愤怒情绪受抑制，易诱发敏感、冲动的性格与情绪。

偏执与不正确预期。有偏执、自负个性的人，为人处世往往偏激或自我。比如塞车时即使完全没有必要赶时间，司机仍会给自己设定一个预期时间，规定自己在多长时间内到达目的地。当目标不以意志为转移，也不能兑现预期时，容易感受挫败、激发愤怒。

心理专家支招

做好员工心理筛查 关键岗位要有心理品质要求。对于风险较大的关键岗位，人力资源部门要做好员工心理测评、心理筛查，建立关键岗位人员心理、行为档案。对A型性格员工、冲动型偏执型性格员工，要尽量避免安排到像驾驶员这样高风险岗位工作。

加强员工情绪管理 易怒者缺乏理性的情绪控制力，可以使用情绪管理原则来训练，帮助员工调整认知，提高员工的情绪自控能力。情绪管理原则体现在：当愤怒等负面情绪来临，不回避，能正视情绪、接受情绪；不压抑，能不带伤害地向外释放，将感觉到的怒气对事不对人；不责备，能直面和转化情绪；不抱怨，能宽容安抚情绪。

开展安全心理多样性提醒 组织驾驶员设计创作安全温馨警示语、亲情寄语、“安全之星”明星板等，在调度室、职工之家、值班室等区域集中展示，增加安全理念出现频率，开展安全心理多样性提醒，在心理强化中引导养成安全自觉行为。

心能量

活在当下的真正含义是：接纳过去、承接未来。对过去和未来的看法，决定了是快乐一生、还是懊恼一辈子。

10 消除职业倦怠，员工更有活力

某炼化企业循环水厂工作岗位特殊，十几个员工在一个岗位连续工作10年以上，长期倒班、单一重复工作，加上不同班组的员工互相见面机会很少，交流也仅限于见面打个招呼，有的员工心理上焦虑、紧张，有的员工行为上表现出工作绩效降低、职业倦怠等现象，对循环水厂的安全环保工作造成较大隐患。

心理专家分析

职业倦怠又称“职业枯竭”，是一种由工作引发的心理枯竭现象。既包括心理能量的枯竭，也包括知识资源的枯竭，是员工在单调或繁忙的重压下所体验到的身心俱疲、能量被耗尽的感觉。具体表现为：情绪衰竭，工作被动，缺乏动力和热情，有怀疑、紧张和挫折感，成就感低落或缺失。

职业枯竭的本质是过分追求职业的外在价值而忽视自身情感价值所致。因此，应对职业枯竭，重点是恢复员工在职业环境条件下的个人情感发展目标，让员工有更丰富的情感体验。

心理专家支招

从组织层面来说，消除职业倦怠可以从发现工作的价值、发现员工价值、改进人际关系等环节入手，设计一系列团体活动。如“戴高帽”“我说你做”“互助按摩与信任圈”活动，加深团队合作与创新的“传瓶游戏”“迷走森林”等一系列活动，可达到改善员工队伍精神面貌、促进团队和谐与整体力量提升的效果。

从员工个人层面来讲，改善职业倦怠要注意角色转换和情境转换。任何人如果只是处在某一单一的情境中，久而久之就会对这个情境产生倦怠。应对职业倦怠的有效措施之一，是为自己设计一种与工作性质形成鲜明对比和张力的业余生活模式。如果工作需要与许多人频繁地打交道，那么下班后就需要一个相对安静平和的个人空间。反之，在孤单封闭环境中工作的人，业余时间就需要热闹、活跃、刺激的人际交往生活。

心能量

改变你的想法，就会改变你的世界。

11 “心情晴雨表”，你的心思我知道

某生产一线负责人反映，最近几个新入厂员工工作时情绪不稳定，出现精神不集中、消极怠工、自由散漫等负面工作态度。这种消极状态如不及时干预，将给安全生产造成影响，甚至会引发安全事故。

心理专家分析

经研究表明，企业的安全与否取决于人的安全行为和物的安全状态。统计数据显示，事故发生70%～75%是由员工操作行为发生错误或违章作业引起的，而行为是由员工心理状态所支配的。由此可见，员工的安全行为与其安全心理活动密切相关。造成员工不安全行为的主要原因有以下几点：一是员工对安全的重视程度不够；二是员工安全敏感性不足、安全意识淡薄；三是员工因压力、生理或者家庭等事件导致心理状态发生波动，进而引起不安全行为；四是员工的能力与岗位职责要求不相匹配，也会影响工作情绪与状态。

心理专家支招

观察与辨识 对员工上岗前的状态进行识别，对在岗时的身体、心理、情绪状态进行观察与识别，对状态稳定的员工安排岗位工作，对状态不稳定的员工进行人文关怀与心理疏导。单位可以制作员工“心情晴雨表”，事先了解员工的心理状况。员工每天上岗

前，依据自己的心情状态，自行选择笑脸、哭脸等不同表情贴完成签到。

正向引导与干预 管理人员可根据员工的状态，适时调整工作安排，开展谈心活动，帮助有需要的员工走出不良情绪和消极心境，促进团队良好互动。对最近在岗失误率高的员工，要及时分析原因，帮助员工提升安全意识。可以采用倾听、疏导等手段，运用个案心理咨询，请专业心理咨询师引导员工走出不良情绪。可以组织开展婚姻、家庭、亲子等心理团体辅导，帮助员工提升解决个人及家庭问题的能力，减少工作中的“分心”因素。

做好职业定位与转换 对新入厂员工，可以组织开展员工生涯规划团体辅导，尽快帮助新入厂员工找到自己的职业锚。职业锚的概念最早是由美国施恩教授在1978年出版的《职业动力论》一书中提出的。职业锚就是最佳职业定位，是一个人在长期的职业生涯实践中通过内外部条件、因素的比较，自觉主动选择出最有利于自身发展和能够作出最大贡献的职业定位。帮助员工找到职业锚，有利于其实现职业到事业的转变，找到人生使命和工作价值感，激发工作干劲，克服消极工作态度，提升幸福感。

重视员工能力的个体差异 工作能力包括观察力、记忆力、想象力、操作能力、思维能力等。能力强的人工作起来从容不迫，注意分配均衡，动作规范；而能力差的人则易紧张，手忙脚乱，易产生操作失误。员工的工作能力要与岗位职责要求相匹配，领导者在工作安排上要因人而异，人尽其才，发挥和调动每位员工的优势能力。对案例中的新员工，要加强培训，提高其能力，改善其工作状态，这样才能激发员工的工作积极性，提高生产率，保证安全。

12 沟通，让情绪员工变成环保“铁粉”

为了达到沥青装车过程无异味的目标，某公司沥青车间在装车油气回收设施运行不理想的情况下，做出降低装车速度的环保控制措施。因放缓装车流速，延长了装车时间，装车工老贾有较大意见。加之一个月前老贾的妻子患病，没有稳定收入还支出了不少医药费，家庭的负担导致老贾焦虑情绪加重。一次，在与装车班长争吵后，老贾消极怠工，言语偏激，在工作过程中抗拒使用车间制定的降低装车速度的环保控制措施。

心理专家分析

在工作生活中，当员工感觉到某种威胁失去安全感而对此却又无能为力的时候，焦虑就产生了。焦虑，往往是员工对不确定事情的担忧，而且在焦虑的状态下，员工会武断地作出消极判断。有效沟通，可以帮助员工清晰自己焦虑的压力源，并积极行动起来。

心理专家支招

EAP工作者在与有焦虑情绪的员工谈话时，要注意：

倾听 每个人的情绪，都是客观现实能否满足内在需要的态度体验。通过认真倾听，可以明确情绪背后的内在需要是什么。

共情 共情，可以为当事人营造一个安全、放松的环境，给予更多的关爱、理解和尊重。

合理信念的引导 当事人有了情绪后，可以用提问的方式，引导当事人纠正不合理的信念，激发当事人自我实现的意愿，从而积极应对困难，调动主观能动性，进而发生转变。

心能量

幸福不是听多少甜言蜜语，而是在伤心时能有人对你说：“没事，有我在！”珍惜身边的人，珍惜每一份爱。

13 “三部曲”赶走亚健康

“睡眠质量不高，上班状态不好，工作有失误”“日复一日地倒班工作，单调，经常莫名其妙地情绪低落”“经常背疼、皮肤过敏，上班的时候无法集中注意力”。随着倒班年限的增长，某公司检验计量中心员工小张出现一定程度的身心亚健康状态。最近，在一次采样时从采样处跌落，造成踝骨骨折。

心理专家分析

“亚健康”是指介于健康与疾病之间的边缘状态，又叫慢性疲劳综合征或“第三状态”。据医学调查发现，处于“亚健康”状态的患者年龄多在20～45岁之间，表现的特征是患者体虚困乏易疲劳、失眠及休息质量不高、注意力不易集中，甚至不能正常生活和工作……但在医院经过全面系统检查、化验或者影像检查后，往往还找不到肯定的病因所在。身体的亚健康状态一般与心理的亚健康状态高度相关，互相影响。

心理专家支招

善待自己，享受工作与生活 幸福的生活在于对过程的体验，但大部分人因过分关注结果而忽视了对生活过程的享受。因为大部分人所从事的工作都不是自己所喜欢的，所以需要有意识地全身心投入和专注于工作，培养专业兴趣，这样才能使工作过程更愉快和开心。

加强运动，改善代谢 美国佐治亚理工学院的研究人员指出：人经过一小时的运动后，可以增加代谢活动和愉快的感觉，有助于释放压力。另外，英国利兹大学研究人员对200名上班族进行的研究也显示，不论采取何种形式的运动，只要能参与运动，就能够减轻痛苦，增强对工作、同事和自己的包容力，因此，运动能改善心理及身体亚健康状态。

多听音乐，放松身心 中国台湾高雄医学大学的研究人员对236名孕妇进行研究，其中大约50%的孕妇被安排每天听30分钟音乐，持续两星期。结果发现：听音乐有助于降低孕妇的紧张、焦虑和抑郁情绪。因此，建议多听舒缓或欢快的古典音乐，可以放松神经，引发良好的情绪反应，有益身体健康。

心能量

健康就是金子一样的东西。

14 安全事件后的干预，帮助班组恢复“元气”

某炼化企业基层班组在检修后开工阶段发生了一氧化碳中毒事件，4名员工中毒，后经抢救，没有人员伤亡，但对该班组和全公司造成了不小的影响，给大家敲响了安全警钟。

“原本我是在外操室坐着的，醒来时就发现自己在医院。一氧化碳是无色无味的，水也是无色无味的。这段时间，我连水都不敢喝了。”中毒员工小刘说。

“一氧化碳看不到摸不到，也没有味道，我夜班外出去巡检都很害怕，怕空气中就有一氧化碳，万一中毒了怎么办？”员工小李说。

“那次事件后，我们操作室里的一氧化碳测试仪都校准过了，但我还是觉得不放心，总觉得仪器是有问题的。”员工小张说。

经EAP工作者做了危机干预团体辅导后，这个班组渐渐恢复了“元气”。

心理专家分析

创伤后应激障碍（PTSD），是指人在遭遇重大事件以后出现的情绪、身体的一些反应，比如说经历地震、火灾、亲人的去世以及重大危机事件，都可能会导致创伤后应激障碍，从而影响人正常的工作生活。本案例中，一氧化碳中毒是一次危机事件，也是一次创伤事件。这个基层班组员工出现不敢喝水、上夜班害怕外出巡检、担心一氧化碳测试仪不准确的现象，都是创伤后应激障碍问题，要予以关注。

心理专家支招

可以开展危机干预团体辅导活动 通过专业的危机干预和心理咨询，对群体加以正确的引导，理解他人的感情，建立自信，提高对生理和心理应激的应付能力，并通过相互支持与认可建立良好的团队氛围。

帮助大家表达感受，宣泄不良情绪 在团体辅导活动中，每位员工都可以畅谈此事件发生后的感受以及真实的想法。大家在沟通中得到关于此次事件更为全面的信息，增进彼此的了解与理解。员工还可以讨论，针对此类事情今后应该如何增强安全意识，改进安全措施，互相提醒，互相关心，营造良好的安全工作环境。

采取多种方式解决创伤后应激障碍 对部分心理承受能力弱、难以摆脱心中巨大的恐惧、悲伤等心理阴影的成员要予以充分关注。也可以通过做眼动脱敏疗法、一对一的心理咨询、认知行为治疗，解决创伤后应激障碍。

心能量

不管努力的目标是什么，不管干什么，单枪匹马总是没有力量的。

15/ 黄金72小时，关键做好三个“一”

一天凌晨，某化工厂一车间罐内混合气体点燃时发生不明原因的秒爆，一名值班人员当场受伤，紧急送往医院抢救后因伤势过重不幸身亡。事故发生后，班组人员有人要求调离目前岗位、有人申请休假、有人闷着头干活、有人效率不高，班组人员之间也基本很少交流，整个班组被人心惶惶的气氛笼罩着。车间其他班组也受到一定影响，员工们士气低迷，情绪低落。

心理专家分析

当危机从天而降，员工处于“应激”状态，身心会出现一系列变化，这是个体应对危机的自动反应。在身体方面，交感神经—肾上腺髓质轴被激活，引发中枢兴奋性增高，心跳会加快、肌肉更有力量、反应更灵敏。在心理方面，会变得高度警觉，感受到恐惧且富有攻击性。危机的破坏力是极大的，仅通过观看危机场景都可以产生与危机亲历者相似的心理症状，心理学家把此类症状称作“替代性创伤”。

危机事件中伤害最严重的是亲历者，其次是目击者、参与救援者，还有与危机事件者关系紧密的人等。危机事件后，团队成员有可能出现以下反应：一是“替代性创伤”，我没有受伤，但因为危机事件，我有可能感到痛苦、无助、恐惧、绝望，就像自己亲历一样；二是未来缩短感，体验感受时间太宝贵，内心战战兢兢，觉得人生苦短，渴望及时行乐，或者极力去追求幸福，对加班无所谓，对组织很害怕或很淡薄；三是持续地回避，不敢值夜班，对特定的场景感到厌恶；四是侵入性体验，噩梦、幻觉，出现各种各样、反复面对的闪回，不断体验现场场景；五是注意力涣散，走神、发呆、失眠、胡思乱想等。

心理专家支招

做一次危机事件集体减压（CISD） CISD也称为紧急事件应激晤谈，是一种系统的、通过交谈来减轻压力的方法，也是一种简易的支持性团体治疗。一般需要在黄金72小时之内进行干预。主要团体干预的步骤是：介绍危机干预意义；所有参与人员依次讲述怎么知道这件事情的；每个人谈这件事情发生后的感受；每个人讲述是否有不同寻常的体验，你希望班组成员和他人帮到你的是什么；为了避免同类事情的发生，请你给出具体可操作的建议。

做一次集体告别仪式 在告别仪式上，团队成员可以回忆逝去同事的点点滴滴，为他哀悼一分钟，最后为他祈祷。

做一次回访 回访在数星期或数月后进行，可以根据以下标准判断危机是否解除：对身体的反应有所控制（情感控制、自我存在），对相关事件情感已经可以控制，相关事件的想法不会经常闪回或闯入，自己能够控制自己的思维，在叙事过程中带有情感，自信恢复，人际关系重建，赋予事件意义。

16 突发事故中的心理危机干预

当发生突发性人为灾难事件时，EAP专家团队该如何介入？

人为灾难是指由人类所致，比如恐怖袭击；或者由于人类活动中的失误或事故而产生的灾难，比如石油泄漏、核事故、重大交通事故、食品安全事故等。在我国《突发事件应对法》中，突发性人为灾难事件包括事故灾难、公共卫生事件和社会安全事件。瞬间发生的人为灾难不仅导致生命伤亡和经济损失，而且会给灾难的幸存者及社会带来巨大的负性心理冲击。突发性的人为灾难，由于具有不可预知性、不可抗拒性及造成后果的毁灭性，会对社会公众的心理行为产生巨大的影响。灾难带来巨大负性信息或影响会随着人际传播，特别是随着现代媒介而迅速传播，从而也会在灾害发生区域之外产生心理震荡，甚至会引起全社会的恐慌。

每当提起这类事件，就会让人心生恐惧。当突发性人为灾难发生后，需要最大限度地减少灾难对人类身心健康的影响，提供急救和持续护理。为了将影响降到最低，必须实施心理危机干预和管理。下面这一事件，就发生在某企业驻海外基地。

某日早晨7点，员工宿舍楼下响起了急促的呼喊声。大家纷纷跑出房间，聚集到楼下。一位知情的员工焦急地说："小刘他们今天凌晨从驻地开车赶来公司上班，就在宿舍南面的路口，他们的车和一辆货车相撞，车上的人都受伤了……"

大家飞速跑向事故现场，有几个同事，看到这惨烈的交通事故现场，吓得忍不住哭起来……

这是一次发生在员工上班路上的重大交通事故，最终事故造成2人死亡、4人受伤，在这个单位员工中引发了负面情绪的共振，多人出现创伤后应激障碍。目击事故现场并参与救援的员工，有的表现出极度悲伤，无法安心工作；有的表现出极度惊恐，生理上出现了睡眠失调现象；有的表现为沉默寡言，不愿和他人交流……整个单位都沉浸在事故带来的不良氛围中，如果不采取支持措施，公司的正常工作、生产安全都将受到干扰。

企业第一时间派出了EAP专家团队奔赴该单位给予心理危机干预，EAP专家团队首先对需要进行危机干预的群体进行了等级甄别。一级：当天参与事故救援、抬受伤员工、近距离目睹事故现场的同事；二级：与去世员工同宿舍、同班组的同事，远距离观望事故处理的员工；三级：与去世员工关系较密切的同事，去医院看望的同事，参与殡葬治丧的同事。

心理专家分析

心理危机是指由于突然遭受严重灾难、重大生活事件或精神压力，使生活状况发生明显的变化，尤其是出现了难以克服的困难，致使当事人陷于痛苦、不安状态，常伴有绝望、冷漠、焦虑以及自主神经症状和行为障碍。心理危机干预是帮助处于危机中的人弄清问题实质、重建信心、发挥自己的能力和潜力、恢复心理平衡并得到成长的过程。

此案例中，死亡2人，受伤4人，已经属于级别较低的灾难性事件。这个案例处理方法得当。第一，对需要进行危机干预群体进行了评估，有针对性地给予支持；第二，对心理危机中的群体给予了充分理解，对不同阶段不同反应进行了恰当的保护；第三，疏导技巧运用了实操方法，快捷有效；第四，心理干预后，在不同阶段对不同症状的群体进行了回访，让心理干预的过程趋于完整。

心理专家支招

当遇到突发性人为灾难后，EAP团队应该立即进行心理危机干预与援助，其主要采取的措施有：

1. 与一级、二级需要干预人员分别进行一对一的心理干预。

针对他们不同的应激反应给予不同的支持。(1)被干预人员愿意讲时，耐心倾听，他讲的事情是合适的、完整的，就与他充分共情，以良好的倾听陪伴他。(2)被干预人员不愿意讲，不要强迫他说，不要刨根问底，以免造成二次心理创伤。如果在对方允许的情况下，可以握住他的手，或者给他踏实的拥抱，可以和他说“没关系”“这不是你的错”“一切都过去了”“你的反应是遇到这种事情很正常的反应”“你可以用不说不讲的方式来表达你的情绪”……(3)参与危机干预的EAP工作人员自我情绪稳定很重要，要保持冷静和平和，给予被干预人员更多的陪伴、支持和力量。(4)运用冥想放松法、保险箱技术、情绪疏导法、处理哀伤法等技巧给予干预。(5)如果干预后有缓解，可以教会对方自我处理的方法，必要时自助。如果8周后，仍有应激障碍，就需要进一步进行心理干预。

2. 对三级人员进行团体心理辅导。(1)让被干预人员围坐在一起，由EAP专家带领，进行团体疏导。(2)引导大家依次介绍自己和事故中去世员工的关系；事故发生时自己在哪里，在做什么，看到、听到什么，反应是什么，想法是什么；事故给自己的冲击是什么，身体的反应是什么；自己是怎样处理情绪和感受的；事故给自己带来的启发是什么……(3)通过互动体验活动，引导大家与事故中去世员工做告别，自然地流露自己的情绪，充分地表达自己想表达的，用一张纸可以叠成一个物件，或是写上一句话，来代表自己的负面情绪与感受，最后一起点燃，在心里祭奠去世员工，也祝福自己和健在的每一个人都平安健康。

3. 一周、两周、四周后，分别对被干预人员进行回访，如效果良好，心理危机干预工作结束，员工的工作生活日渐趋于正常。

第三章

EAP助力 队伍建设

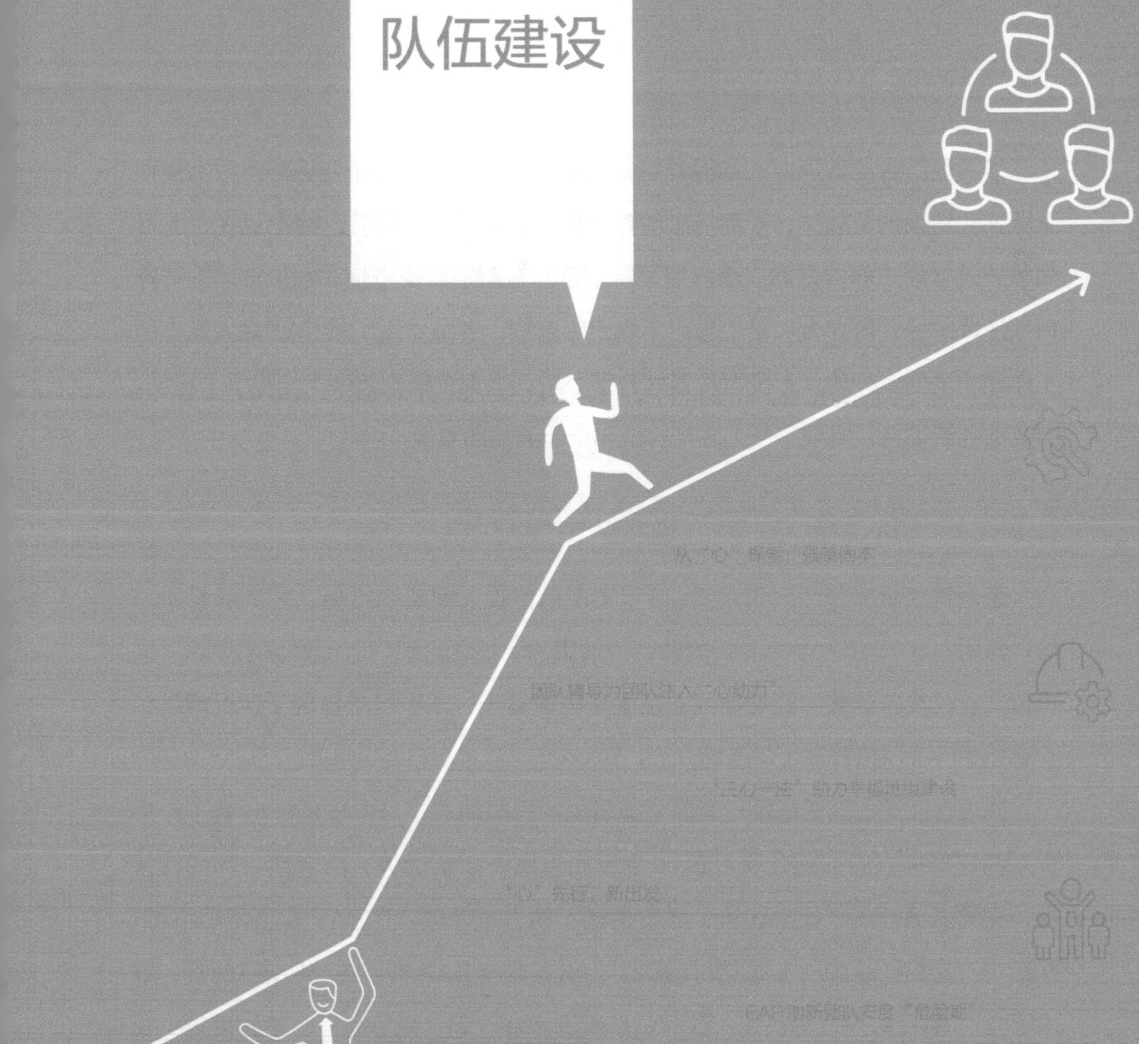

1 从“心”探索，强基固本

作为创新企业管理方式和提升组织绩效的新工具，改进企业思想政治工作和企业文化建设的新载体，干部员工增强幸福感的新途径，目前，EAP已在企业各项组织及管理工作中得到广泛应用。特别是面对新冠肺炎疫情和油价波动等特殊时期造成的经营压力大、员工思想不稳定等困难，各级党组织将EAP融入党支部工作和攻坚创效行动，不仅为员工解开了心结，也为攻坚创效等工作提供了科学、有效的创新途径，实现了员工人生价值和企业效益的双赢。

故事1 “支部工作+EAP”焕发队伍创新活力

某销售项目部曾经硕果累累，3年实现销售收入增长21.5倍，利润增长28.3倍。然而，2020年上半年受新冠肺炎疫情影响，该项目部门店销售额不理想，又正值“百日攻坚创效”行动期间，员工压力非常大，不少员工出现了逆反情绪和心理焦虑，各门店普遍士气低落。

该项目部党支部书记第一时间掌握员工的思想动态，与中心EAP项目工作负责人商定解决方案，充分利用EAP专家和志愿者团队优势，结合项目部经营特点，在党支部开展“找准优势，激发潜能，助力攻坚创效”EAP专项团辅活动，并在“一支部一品牌”主题党日活动中，引入具有EAP特色的“暖场互动”“解困舒心”“聊吧心声”等活动，让党员群众围坐在一起，畅所欲言、建言献策。在EAP工作者的引导下，大家精准分析资源优势和客户需求，在随后的实际工作中努力查短板、找差距，积极开拓新的市场。通过团辅活动，党员干部员工重新鼓足干劲，增强了信心，团队凝聚力显著提升。

故事2 “支部书记+EAP”挖掘自身潜力

企业转型升级后，三分之二的员工面临转岗。虽然在人员安置上，先后通过业务承揽一批、政策分流一批、外闯市场一批，解决了多数人的岗位问题，但员工面对新的环境、新的工作、新的岗位，也相应产生了环境和心理上的不适应，情绪出现了不同程度的波动。

该单位积极倡导“党支部书记也是心理工作者”的理念，鼓励支部书记根据本支部实际情况建立EAP组织网络，明确责任，制定措施，严格落实，并将支部EAP开展情况纳入党建和绩效考核体系。年度支部书记培训班专门增加了EAP案例交流环节，通过实例展示，教会支部书记如何在思想政治工作中运用焦点解决短程治疗技术、积极心理学技术等，最大化地挖掘组织和个人的力量、优势和潜力，从而更好地帮助员工正确面对新情况、新问题，提升自我调适、解决问题的能力，让员工思想更积极、信心更坚定。党支部书记通过一对一跟踪疏导、“线上+线下”沟通等方式，成了员工心理疏导工作的专家。

故事3 “党员+EAP”，激活发展动力

某基层单位有多名基层管理经验丰富的党员，每当遇到困难，心理和工作压力增大时，他们首先运用心理学技巧处理个人负面情绪，并引导其他员工调整心理状态，树立合作共赢、积极向上的工作理念，对公司进一步开拓市场、顺利完成劳务输出起到了积极的推动作用。同时在EAP工作者的带领下，党员通过参与相关主题的心理绘画、心理情景剧、卡牌游戏等活动，提升了自我心理建设能力，增强了党员身份认同和担当意识，在工作中充分发挥了先锋模范作用。

此外，围绕“送EAP关爱，让幸福相随”主题，党员EAP工作人员还开展了“办公室瑜伽”“提升团队凝聚力”“岗前心理调适”“心态调整与沟通技巧”等EAP团辅活动，并与党建活动相结合，引导广大员工树立正确价值导向，做好自我约束管理，提高工作效率。

心理专家分析

充分认识EAP工作创新发展的重要意义，推广应用EAP项目是增强员工获得感、幸福感、安全感的有效工具，是加强和改进思想政治工作的重要法宝，是建设和谐企业的有效手段。EAP工作作为企业真心关爱员工的一个福利项目，不仅能帮助员工解决心理和行为问题，解开员工的思想疙瘩，还能增加员工的责任心和使命感。通过把EAP融入党建工作，不仅能增强党支部与党员之间、党员与员工之间的紧密联系和相互信任，还能形成团队合力，优化组织氛围，改善组织管理。

心理专家支招

探索实施“党建+EAP”新模式 倡导“党支部书记也是心理工作者”的理念，将EAP技术有效地应用到党支部“一人一事”思想政治工作中，党支部充分发挥战斗堡垒作用，党支部书记积极发挥带头引领作用，党员高效发挥先锋模范作用，是形成上下联动良好氛围的关键。

扎实做好EAP工作 推动EAP服务体系的全面启动，一要领导重视，通过EAP拓宽解难通道；二要加强协调，完善组织架构；三要抓好调查，科学量化评估；四要充分利用资源，发挥专家团队作用；五要运用科学有效的心理学方法，为EAP工作注入新活力。通过各级组织的共同努力，实现让员工满意，让组织增效，为企业持续高质量发展提供正能量和强大动力。

2 团队辅导为团队注入“心动力”

团体心理辅导是在团体的情境下进行的一种心理辅导形式，它是通过团体内人际交互作用，促使个体在交往中观察、学习、体验，认识自我、探索自我、调整改善与他人的关系，学习新的态度与行为方式，以促进良好的适应与发展的助人过程。团体心理游戏因其趣味性、活泼性、实用性、诱导性而广受员工欢迎，相对于传统的“点对点”式的心理辅导，团体心理辅导更贴近中国人含蓄、内敛的性格特点，氛围更加轻松，观点更易被接受，效果更佳。

在社会、团队、个体层面的心理矛盾和心理冲突日益突出的情况下，如何打造可以面向未来的“积极团队”？EAP团辅能起到相应的推动作用吗?

A作业队共有员工55人，清一色的男同志，由于受新冠肺炎疫情影响，该队一些家距作业区较远的员工不能正常上班，致使该队生产运行受到影响，工作量大幅下降，员工中也渐渐出现推诿、计较等情况，生产组织效率低下。“百日攻坚创效”行动期间，该队生产运行一直也没能走向正常，甚至还出现了1起安全险兆事件。4月的评比中，该队工作量、产值、利润三项指标均排在同队种倒数第一，士气一度低落。

针对A作业队的情况，EAP团队经过分析，采取团体辅导的方式，先从提升员工自信和个人心理能量开始，帮助员工发现自身潜能，用积极心态应对挑战；然后通过有趣活跃的团队体验项目，激发个体和团队智慧，形成团队目标共识，增强团队凝聚力；再通过游戏体验，帮助员工建立起安全的心锚。

通过6场系列团辅活动，员工工作的主动性大大提高，以前难以分派的工作任务，现在好安排了，员工还提出了5项提升工作效率的合理化建议。6月该队安全生产无事故，完成工作量超4月18%，产值超19%，利润超21%，同队种排名第一。

心理专家分析

A作业队产生以上问题的主要原因有四点：一是个人与队伍的利益冲突；二是个体差异形成的冲突；三是信息沟通不畅形成的冲突；四是各班组目标不一致产生的冲突。以上问题导致该队工作效率和工作满意度下降，队伍人际沟通困难。

心理专家支招

用EAP团辅助力积极团队建设，使员工体验合作和互相支持的快感，深刻体会统一的指挥和所有队员共同努力对于团队成功起着至关重要的作用。从而提升员工的归属感和团队的凝聚力。

提升员工心理能量 通过“情绪小故事、认识情绪、情绪脸谱、发现快乐”等互动式体验及讲座，实现情绪赋能；采取“体验活动+分享+点评”的方式，通过“突破重围、极速拼图、驿站传书”等体验活动，实现价值赋能；运用“戴高帽、角色扮演”等小游戏，实现关系赋能。

提升团队凝聚力 团辅活动先从游戏体验开始，带领员工体验“解开千千结”“达·芬奇密码”“共担风雨”“携手向前”等有趣的心理小游戏。然后分享和点评，让员工在活动和比赛中体验、感悟。

构建安全心锚 带领员工体验“地雷战”“盲人敲锣”等游戏，引导员工认识到听清指挥的重要意义以及遵守规则的重要性，认清安全管理的关键点是人，帮助员工从心理上敬畏安全，提升安全生产的内在动力。

心能量

心是一个人的翅膀，心有多大，世界就有多大。你越不在乎别人的看法，生活就会变得越简单。

3 EAP助新团队安度“危险期”

在企业体制改革和优化重组的过程中，基层班组成员不断更新，员工的心理受到冲击。团队成员在不同的成长阶段表现的心理与行为特征、人际关系和职业习惯等也不尽相同，把心理投射技术等EAP技术应用于团队建设，可以针对性地制定不同时期的目标和管理措施，及时化解矛盾冲突，使团队安度“危险期”。

某后勤单位班组独立运行伊始，主要工作任务是以文字材料为主，如制定各种规章制度、规划，制订计划，编写宣传册、培训方案等，繁杂琐碎的事务如潮水般地袭来，使成员们“压力山大”，有的感到迷惑或无法胜任，有的感到期望与现实的差距太大，有的还出现了情绪反应，开始发牢骚、抱怨，甚至指责。更有甚者，还试图控制和影响其他成员，以期对抗组织与领导等。“危险期”不约而至，并且比预期来得既快速又猛烈。

班组负责人根据团队成员“危险期”的心理与行为特征，依据“以人为本、投射共情、助人自助”等心理学理念，精心设计了“拔出萝卜带出‘迪’主题例会”方案，通过诉说、倾听和讨论，引导团队成员积极思考、领悟，自主化解工作中已经发生或正将面临的各种困境。通过例会，成功地激发了团队的凝聚力，燃起了团队的激情，员工建构了合理的认知，同时增强了必胜信心。此后，团队成员能主动承担任务，积极互帮互助，共同迎接挑战，不断超越自我，创新创优工作。

心理专家分析

在团队的形成期，成员们来自不同的单位，相互不太了解，对团队具有高期望，不利于寻求团队的认可和角色定位，同时流露出些许不安和焦虑。他们会时刻等待着领导的号令，等待着明确而又具体的任务。为此，该阶段的目标应该是让团队成员尽快地进入工作角色。

心理专家支招

关注磨合期 这个时期，成员需要“背着走”。可以向团队成员提出这样几道思考题：我期待在团队中扮演什么样的角色？我希望其他人把我看成是什么样的人？我能为团队贡献什么？我们将成为什么样的团队？

重视危险期 这个时期，成员需要“拉着走”。一是要及时确定本阶段的团队目标：培养核心成员，划分明晰职责；二是根据具体情况，针对性地设计一次特殊的例会，化解他们的心理冲突，让危险期“来去匆匆”。

注意规范期 这个时期，需要与成员“一起走”。这个阶段的目标是调和各自差异，发挥各自的创造力，形成自主化团队。

4 EAP破解组织变革之“雷”

人类的社会认同心理，驱动着我们跟上主流。所有的转变或变革都需要重塑已有的观念，获得所有员工和管理层的充分理解和认同，然而当变革没有形成良性循环的时候，就需要变革者克服阻力，因势利导，团结一切力量，打造好自己的团队。当员工有问题时，让EAP变成有效的“扫雷”工具。

随着改革的持续深入，某单位从总厂分离出来，与其他五家兄弟单位组成专业化队伍。从筹备到挂牌成立，再到高效运行，重组团队员工面临适应新工作环境、新的人际关系和时间短、工作任务重等多重压力，任务难以按期完成，员工的压力积累越来越多，甚至出现了一名员工带领其他员工找到大队“讨要说法”的现象。该事件在大队影响比较大，呈现负能量辐射，导致其他几个站很难开展工作。

大队领导找到EAP团队请求支援。EAP专家建议安排整个重组团队参加“提升团队凝聚力”团辅活动，通过团队破冰，加强员工沟通融合，消除心理壁垒，用积极心理学，激发员工的工作热情。同时配合大队领导将任务目标等一一拆解，让员工意识到实际的困难没有想象得那么复杂，有时候是“习得性无助”（是美国心理学家塞利格曼1967年在研究动物时提出的，指因为重复的失败或惩罚而造成的听任摆布的行为）在作祟，并对带领班组讨要说法的员工做了一对一的疏导工作，解开了心结，化解了冲突。

EAP活动激发了员工的最佳状态，消除了心理疑惑，增进了员工热情，变革后的服务中心工作开始步入正轨。

心理专家分析

这个案例要从两个维度进行分析，一是从组织变革的维度分析，在单位改革初期，因原有组织模式已经存在于人们头脑中，形成潜意识，员工难以走出“舒适区”，对正常工作安排可能会出现抗拒、逃避等情况。二是由于成长背景、自身性格等原因，每一个人适应时间有长有短，不一定都能够跟上新团队节奏，尤其是遭遇新任务，新团体成员心理失衡或者强烈的心理冲突都是正常状态。

心理专家支招

团队破冰 组织变革后重组的团队需要一个阶段适应彼此，进而融合。团队破冰活动可以快速让团队相互了解，促进团队融合。

团体辅导 将员工分组进行不同主题的团体辅导活动，比如希望主题、感恩主题、性格优势主题等以积极心理学为基础的辅导活动，激发员工的内驱力和潜能，为企业攻坚创效贡献力量。

心理教育 对所有变革团队员工和管理层进行相关的培训教育等引导，同时设立团队目标，培养团队规范，使他们能够在观念、态度和行为方面与团队保持一致。

个体辅导 针对个别员工的问题进行一对一心理辅导。用尊重、接纳、无条件积极关注、共情、倾听等技术和方法帮助员工解决工作和生活压力以及一系列心理困扰，走出思维狭窄区域，重塑自我，提升幸福指数。

5 “微关怀”开启创效动力源

成就事业最重要的因素就是凝聚人心。人是群居动物，作为群体一员，都是需要和渴望被看到和关注的。如果在团队建设中，每一个成员的需求、想法、困难、努力和成绩都被及时地看到并得到回应，团队的凝聚力就会加速提升，“人心齐、泰山移”的奇迹就会发生。

近年来，国际油价断崖式下跌，某单位的生产经营面临前所未有的“寒冬期”。其下属某二级单位积极实施“走出去”战略，服务项目部应运而生。项目部远离城市中心，生活条件艰苦，工作任务繁重。远离亲人、远离家乡、远离熟悉的工作岗位，每名员工都存在不同程度的焦虑和困惑，队伍不稳，人心思归，一时间项目部面临队伍解散、人员撤回的局面。

中心工会了解这一情况后，及时成立了由中心领导牵头，工会、劳资、财务组成的项目协调小组，深入项目现场。对员工反映的住宿难、吃饭难、健身难等一系列生活问题高度重视，迅速协调资源解决，员工的思想逐渐稳定了下来。针对员工反映的父母年龄偏大、子女上学、不能安心工作等问题，工会及时开展调查走访，完善家庭档案，摸清具体困难，指导相关单位与外闯员工结成“2+1”对子，定期上门陪老人聊天、体检、打扫卫生、接送孩子、辅导功课，并及时把老人生活和孩子学习的情景拍成照片和视频发送给外闯市场员工，让他们随时了解情况，消除顾虑。

团队成就个人，个人成就团队。通过一系列行之有效的举措，项目部员工的荣誉感和归属感持续增强，员工创新创效热情高涨。项目部承揽业务逐步扩大，外输人数连年递增，劳务费收入持续提升。该项目部领导连续两年荣获局劳动模范，项目部连续两年被评为模范集体。

心理专家分析

新的团队组建，员工与管理者、员工与员工、员工与服务对象之间都需要磨合。同时工作环境、生活环境、岗位、团队等诸多变动，也给管理者和员工带来一系列困难。如果员工队伍平均年龄较大，适应调整新环境的能力势必逐渐变弱，而且家庭上有老下有小的生活责任感也较其他年龄群体更重。这些因素不加以重视，势必会影响人心和团队士气，造成队伍不稳、绩效下降的局面。

心理专家支招

从解决实际困难入手，把员工的心事当成是队伍建设的“大事”，用心关怀，全方位开启创效动力源。

姐妹结对，创建和谐团队 结对子活动是紧密联系员工的有效方式，把这项工作作为收集员工思想的采集点、双向沟通的交流台、和谐建设的稳定器无疑是一个很好的载体。

业务结对，推动员工成才 开展劳模讲堂、师带徒、技术结对活动，充分发挥劳模、技术能手的人力资源优势，让新转岗员工尽快顶上岗、立住脚，为员工成才搭建舞台。

关爱健康，着重心理帮扶 采取入群辅导、团队共建、个案帮扶等方式，为员工提供心理支撑。固化外闯市场项目岗前培训、过程监控、定期评估、完善提升的EAP辅导模式，确保员工高高兴兴走出去，轻轻松松去创效。

6 “三心一法”助力幸福班组建设

班组管理是企业管理的最小单元，班组员工的心理状态和工作效能直接影响着团队绩效和企业的长远发展。管理领域及心理领域的许多研究都表明，提升员工心理资本，对提升他们的工作动力、工作满意度、工作绩效有着积极的影响。

某生产单位一线劳动强度大，安全风险大，工作环境艰苦。员工由于工作和生活的双重压力，各类诉求矛盾突出，心理上容易产生动力不足、心态失衡、工作满意度低等问题，制约单位科学发展与和谐稳定。

单位大胆采用EAP服务与基层班组建设相融合的方法，启动“幸福班组建设”试点项目，将焦点解决技术理念运用到EAP服务与班组管理中，着力提升员工心理资本，激发班组员工的自信、希望、乐观、坚韧等积极状态，该班组28名员工活动参与率100%，5名员工参加技能取证通过率100%。该班组夺得基础工作、安全管理、设备管理、精神文明建设全年考核4个第一，产值利润排名第二。

心理
专家
分析

焦点解决技术是一种互动的、能力优势的、当事人导向的、未来导向的和目标导向的心理学技术，它以结果为导向构建问题解决之道，让个体（团体）用尽可能短的时间重塑知觉并建立改变。此技术以员工为主体，强调调动员工的内在动力与自身资源，激发并提升员工的自信能力、执行能力、幸福能力及解决问题的能力，在提升员工心理资本的各个环节上都有具体的操作技术，且易学、易懂、易传播，为EAP落地基层实践、协助企业提升绩效和可持续发展探索了一条创新之路。

心理
专家
支招

（1）专业团队保障服务。选拔骨干志愿者组成工作团队，进行课题研发与实施；定期开展技术沙龙，提升专业素养和服务质量。

（2）深入调研规范推进。采用问卷调查、座谈会、个别访谈等方式，收集分析心理健康状况和服务需求数据，明确提升目标，针对性制订实施方案。

（3）普及宣传提升意识。精心组织“幸福班组建设”启动仪式，发放EAP宣传资料、团队活动用品、身体保健仪器等。通过普及宣传，让员工自觉自愿接纳EAP服务。

（4）注重实效科学运行。提出适用于基层班组的“三心一法”工作思路。

“心知”微课 制作健康、沟通、家庭和谐、压力管理等方面的EAP微视频，利用班前班后会议播放，逐步改变员工认知，潜移默化地影响员工生活。

“心灵”团辅 每月一次团体心理辅导，让员工在活动中敞开心扉释放情绪与压力，在体验中挖掘自身资源、增强自信力、提升员工幸福感。

“心检”访谈 开展全员“心检”，形成员工心检报告。从个体心理状态、组织感受、生活及工作需求、个人心理资本等5个维度深入分析并制定提升措施，助力员工队伍稳定。

焦点管理法 对班组长以上管理人员进行焦点解决技术专项培训，将技术灵活运用于会议组织、绩效谈话、心理疏导、四必谈五必访等工作中，提高解决问题的能力，提升管理效率与效益。

心能量

做个行动派吧，每一个微小的改变，或许就会给你的人生带来大不同。

7 人文关怀可以实现“网络化、移动化、可视化”吗

互联网最大的优势之一就是超越时间、空间的限制，有效打破人和人之间各种有形和无形的心理壁垒。网络媒体的主要特点是，图文声像并茂、形象直观，生动活泼，交互方式灵活、方便、快捷，能及时获取信息，又能迅速反馈信息，无时间、地域限制，可以有效拉近个体与团队、个体与个体之间的心理距离，激活整个团队凝聚力。

只有80多人的管理站，需安置人员就有60多人，劳务派遣工占员工总数的36.7%，困难家庭占43%，他们收入少、生活压力大，思想包袱重，情绪较容易产生波动，一有风吹草动，就会产生各种各样的思想包袱和心理情绪问题。劳务派遣员工反映的子女就业、住房申请、医疗保险等问题诉求，一年就多达20余件，还有员工因为房屋维修问题准备上访等。

工会和EAP志愿者积极参与，建立“和谐大家庭”QQ群和微信群，在QQ群设置《站务公开》《党务公开》《每日正能量》等栏目，定期公示相关工作内容，上传文体活动照片。在《每日正能量》专栏中，定期发送心理健康知识，疏导员工工作压力和负面情绪，激发工作积极性和生活热情。

建立短信服务平台，在元旦、春节等重大节日期间，编发温馨祝福短信给员

工送温暖。

结合实际，打造家园文化环境，设计制作宣传栏，开设“主题活动”“班组天地”和“信息公开”三个专栏，定期进行更新发布，实现信息全员共享，全程可见。

心理专家分析

从马斯洛的需求层次理论来看，员工和家庭只有满足了基本的生理和安全的需求才会有更高层次团队归属需求，新形势下，网络新媒体和文化新载体成为激发团队凝聚力的新工具，有效形成了团队的向心力、凝聚力。

心理专家支招

利用新媒体、新载体，把人文关怀和心理疏导建在网上、建在手上、建在身边，让员工“看得见、听得到、摸得着”，既是人文关怀工作形式的创新，又是人文关怀和心理疏导工作阵地的延伸，具有新颖时尚、方便快捷、操作简单、效果明显等突出特点，初步实现了线上和线下的良性互动、工作和生活的有机融合。

推行人文关怀“网络化” 面对新形势下产生的某些新问题新趋势，通过搭建“网络平台”和“短信平台”，在日常工作中引入“人文关怀”，疏导员工“小情绪”，实现团队建设“大稳定”。

推行人文关怀“移动化” 开展重点帮扶，将重心落实在办实事、解难事上，及时解决员工的困难诉求，以情感人、以情暖人。针对员工不同时期的情感需求，将手机短信编发实现“私人定制”。

推行人文关怀“可视化” 在网络平台发布社会主义核心价值观，在形势任务教育栏发布中国石化企业文化建设纲要。在办公区域设置“家园文化墙”，实现企业文化、安全文化、廉洁文化、班组文化“全程可见”。

8 “心”先行，新出发

很多人害怕改变，不愿意适应新的单位、新的工作。进入一个新环境后，他们习惯将自己“包裹”起来，像一只鸵鸟，逃避现实问题，不愿意走出舒适圈。然而，现实生活不是童话，我们不得不走出心理舒适区。实际上，当你敢于面对，主动适应环境，一切困难就会迎刃而解。新环境、新朋友、新岗位，反而会成为自己改变的新动力和新支持，所有的挫折和挑战都成为命运最好的礼物。

41岁的小陈是某物业服务中心的一名绿化工，随着“四供一业”分离移交工作的深入，她被劳务输出到一线生产单位。面对新岗位、新同事，特别是看到满屋子的仪表和不停跳动的数字，小陈心里感到格外恐慌，强烈的无力感让她每天都倍感压力。不到一个月的时间，就出现了不愿意出门、不愿意说话、不愿意上班，早上一睁开眼看到的都是满屋的仪器……这样的情景让小陈近乎崩溃，经常以泪洗面。单位领导了解到这种情况后，及时安排工会联系EAP服务志愿者，为她进行心理援助服务。逐渐地，小陈变了，焦虑感慢慢减少，对待工作和同事们也不紧张了，开始主动向老员工学习岗位知识，笑容也慢慢多了起来，很快就成为新单位的生产骨干。

心理专家分析

每个人都希望过上一种幸福、安稳的生活，但世事多变，命运从不按我们的计划发展。特别是在企业改革发展的攻坚阶段，员工受工作环境的交替转换和生活压力的影响，很容易迷茫、无助、担心和焦虑，继而产生紧张、抑郁等负性情绪。这种情绪状态如果不加以重视关注，不进行科学有效的心理干预，势必会影响员工正常的生活和工作状态，工作效率下降，身心健康受到影响。

心理专家支招

加强学习，不断增强工作技能 新岗位的工作技能和专业知识都要求很高，需要尽快学习新知识、新技能，才能满足岗位需要。可以向有经验的领导和同事请教，也可以阅读专业书籍，用知识武装自己。同时定期对遇到的问题总结、反思，也是非常有效的提升方法。

调整认知，找寻新的意义 人们之所以不喜欢新环境，有时候是因为无法在新环境中找到认同感和价值感。可以问自己，想要从新环境中获得什么？从新工作中获得什么？其次可以回顾自己在以往工作中最满意的地方，为自己赋能，进而找到目标和动力。

接纳自己，主动融入环境 随着年龄的增长、学习能力减弱，新知识的融会贯通需要有适应过程。如何面对自己的不足，要通过挖掘自身资源，把关注点聚焦在未来上，用积极主动的思维模式看岗位调整的益处，从更长远的角度来看待个人职业发展。

9 / 转岗先转“心”

随着企业的三项制度改革，员工面临着用工制度、工资制度改革等重大而实际的课题。由于员工所处的具体环境和地位的不同，因而对改革持有不同的思想观念和心态，如何及时、准确地把握员工在企业改革进程中呈现出的不同心态，并及时做好相互沟通、矛盾化解、解惑释疑的工作，是当前和今后一个时期企业思想政治工作面临的主要任务。

以老齐为代表的一批50岁左右的员工，在单位改革调整中成为富余人员，心理落差较大，苦闷、压抑、郁郁寡欢，不愿意与人交流，常常流露出“老了老了又从零开始了，快退休了再就业了，这辈子真没奔头了”的想法，甚至有的还上访、辞职、离家出走。

EAP工作者运用焦点解决技术，积极引导这批员工正确对待和处理工作与生活、利益与责任的关系，缓解他们的担忧和焦虑心态，树立企业改革的信心，通过运用SWOT（S〈Strength优势〉、W〈Weakness弱势〉、O〈Opportunity机会〉、T〈Threat威胁〉）方法，帮他们分析转岗环境，开展转岗设计，根据组织安排方案和个人实际情况，提出转岗愿景和可量化的阶段性目标，引导其挖掘潜力，发挥专长，找到相匹配的岗位，很快他们就能胜任新岗位的要求，有了新的工作目标，轻松愉快的表情又回到他们的脸上。

心理
专家
分析

焦点解决技术是以寻找解决问题的方法为核心的咨询技术，焦点解决技术强调寻找解决问题的方法，而非发现问题原因，并以正向的、朝向未来的、朝向目标的积极态度促使改变的发生。利用好焦点解决技术，能有效解决在深化改革富余转岗过程中员工出现的心理波动、焦虑、担忧等不确定状态。

心理
专家
支招

富余转岗很容易引起员工一系列不适应和心理问题，主要有五种心态：一是拥护、赞同心态；二是担忧、失望心态；三是恋旧、害怕心态；四是焦虑、失落心态；五是抵触、反对心态。

采取有效对策，做好沟通疏导工作 改革进程中，员工出现暂时或局部的心理失衡，产生某些非主流、不健康的心态是难免的，也是正常的。在这种情况下，我们要帮助员工克服心理上的障碍，建立正向的自我认知，激发员工主动改变自我行为的积极意识，进而辐射到岗位、家庭，以正确的心态和行为方式看待和应对改革。

找准心理定位，小改变带来大收获 引导员工打破思维定式，提升认知模式，从头做起，放下架子和面子，了解新岗位的要求，设想希望自己5~10年后是什么样子，关注自己的感受，尽快找到新的价值和动力源。

运用科学方法，走出认知误区 灵活运用心理学技术，找准心理突破点，帮助当事人从“绝对化思维、以偏概全、糟糕至极”等不合理信念框架走出来，肯定其对待工作认真负责的担当精神，引导当事人客观看待工作中的不满意、不如意，重点关注问题如何解决，使其树立信心，相信只有靠自己才能走出困境。

10 小管家“开心了”

EAP活动开展与思想政治工作相融合，是培育员工理性平和的心态、激发队伍内在活力、增强队伍适应能力、胜任新岗位的新课题。企业转型发展引发员工集体转岗，转岗团队中的员工尽快适应新环境、胜任新岗位是改革成功的重要保证。对企业员工的心理服务不能只是简单地从上到下，而要从多方面、多角度来深入开展。

某单位40余名员工劳务输出到地方物业公司成为“小管家”。从企业“主人翁”到“打工者”，一方面是地方物业公司不一样的管理模式，使“小管家”们难以适应；另一方面是工作上面临如何落实现场服务质量管理、如何协调不同服务单位及时解决居民生活中的困扰，同时，还面临完成物业费用收缴等硬性任务。“小管家”产生较大压力，工作负担重。昔日在企业里快乐工作的氛围一去不复返。

对此，在加强和物业公司沟通协调、保障员工休假等基本待遇、为员工解除后顾之忧的基础上，EAP团队为“小管家”进行了多次团体辅导，适时开展了“岗前心理调适”“心态调整和沟通技巧”等形式多样的团辅活动，帮助“小管家”们真正做到“贴心服务”，在满足居民的环境需求、情感需求、特殊需求的过程中，用专业赢得认可，真正达到物业服务的“尽善尽美”。

在领导的关怀和EAP团队的努力下，40余名“小管家”自劳务输出至物业公司以来，保持着阳光心态，工作尽职尽责，给企业和居民都交上了令人满意的答卷。疫情防控期间，“小管家”将自己购买的口罩送给居民，利用工作之余，详细地给居民讲解防范疫情的医学知识，得到小区居民的信赖和称赞。“小管家”被小区居民称为“值得信赖的家人”，并赢得了甲方信任。

心理专家分析

改变都会在一定程度上带来心理上的不适，面对变化转变观念至关重要，心理状态也会在不同的阶段有所不同。心理波动是正常的，但同时反映了员工是有诉求的，需要团队领导及时与成员进行沟通，尤其要关注反映强烈的员工，了解其需求，有针对性地协助其与组织达成双赢，通过帮助员工积极应对，放下包袱，使员工立足新岗位，实现新价值，从而顺利完成角色转换。

心理专家支招

在团辅活动中，重点要放在两个方面：内部沟通和外部沟通。

内部沟通 针对种种困扰大家的现实问题，通过两个模式，即“行动模式”和“存在模式”，可以快速地调整自身状态，接受负面情绪的存在，摆脱大脑过度思考、过度分析和过度判断的自然倾向，在全新的标准下，接受它的存在，按照事物本来的面目来应对它。

外部沟通 在外部沟通的团辅活动中，可以采用的方法有：“助人不可施舍状，一定要顾及对方的心理感受”“慰问他的亲人，更容易让对方萌生亲近感”“坦率地承认自己的错误，抱怨就不会再升级”“积极献计献策，但不强求对方采纳”等。当遇到困难时，让我们在“冷静能够挫败任何一个愤怒的对手”“黑白脸战术”之间懂得如何才能够做到“不战而屈人之兵”的高超策略。

11 教练式领导力为员工赋能

团队由个体组成，每一个个体都希望被组织接纳而不是边缘化。团队领导者了解并满足团队成员的需求，使用一些EAP的技术方法和手段让个体在群体中找到安全感、归属感、参与感和情感连接才能进入群体，找到自己的位置，为团队贡献自己的价值。

80后小刘退伍后被安排在厂党政办工作，在公司机制体制改革时期，被调到生产一线，几经辗转，又调到某计量测试中心，由于不适应新的工作环境，再次回到生产一线。几年来，他几进几出辗转多个岗位，可始终不能融入集体。

这期间，小刘思想和性格渐渐出现很大变化，喜欢一个人待在宿舍里，不和其他人打交道，上班没劲头，能躲则躲，同班人员吐槽他是个累赘，所在班组通过严格考勤和考核等方法来约束，可他都不在乎，依然我行我素，影响了整个队伍的士气，也给队伍建设带来了困难。

项目经理注意到这种现象，就约小刘每天在晚饭后一起散步、谈心，了解小刘的思想动态和心理状态，了解他内心真实需求，并将项目愿景和他交流，与他建立情感连接，同时抓住时机，及时邀请小刘参加团队活动，有意识地让他在活动中发挥特长，逐渐地团队成员改变了对他的刻板印象，开始接纳他。在经理的帮助下，小刘开始走出自己封闭的内心，渐渐找到归属感，工作也主动积极起来，笑容经常挂在脸上，年底还被评为优秀员工。

心理专家分析

小刘从后勤调到前线，从前线调到会战单位，几次的工作调动对小刘的心理冲击比较大，他会有自己不被重视甚至边缘化的心理反应。职场边缘化指的是员工个体被组织或团队其他成员孤立排斥，感到自身虽是该组织（团队）的法定成员，但又游离于组织（团队）事实存在之外的一种状态。

教练式领导力，可以让员工在组织中发挥最大的热情和创造性来工作，并把个人目标和组织目标结合在一起。教练式领导者，能够充分调动员工工作意愿，提高其工作能力，高效完成工作目标，使员工以更强的适应性面对新的挑战。

心理专家支招

心理关爱，情感连接 领导者变“说教”为“教练”、“居高临下”为“平等”、“思想转变”为“内心沟通”，从科学的角度做人的工作，就能真正与员工建立深度连接。

授权团队，全员参与 组织员工参加团队愿景的策划和修改，让每一个团队成员贡献自己的优势和能力，每个员工都将个人目标与团队目标紧密地联系起来，进而明确两者之间的依赖关系，也让员工感受到自己被重视，从而增强了员工的归属感和使命感。

破框思维，撕掉标签 领导者改变自己原有的思维模式和工作方法，不再以好员工和落后员工来给员工贴标签，而是看到问题背后员工的需求，用科学的手段和方法一一化解。

12 有效沟通解决信访难题

人与人之间的问题多数可以通过有效的沟通来解决，包括信访问题。信访问题在一定程度上是信访人员的观念存在问题，同时其诉求得不到倾听，个人在工作与生活中也缺乏被关心被支持的环境。如果与其平等沟通，肯定其做得好的方面，表达关心与爱护，就能够让其在被尊重的情况下达成双方利益的共赢。

某公司改制单位有一名员工持续两年信访多次，同时不断去所在公司领导办公室吵闹，指责公司不公正、所在班组的班长不公正，把不属于他的责任推给他，让他受到了处分，并提出要求更换工作岗位。

公司EAP项目组了解到此事后，主动要求配合参与信访接待。在该员工再次去其所在公司吵闹时，EAP工作人员与公司信访办主任、协调员一道到现场参与沟通。

在近两个小时倾听双方的谈话后，EAP工作人员注意到了信访者转业军人的身份，采用“先跟后带”的技巧，肯定他是善良且懂道理的人，能够同情他人、帮助他人（谈话中列举具体事件）；在其情绪得到安抚不再激动后，EAP工作人员使用沟通技术引导其公司管理人员及信访者双方谈话，就所要谈的问题找出双方之前做得好的方面进行肯定，不评价、讲事实，确保双方不相互指责，不在现场发泄情绪，同时引导双方谈出对此事的一些具体感受，进一步引导双方明确表达需求，最终促使双方面对面提出各自客观的、可行的、具体的诉求。

在EAP工作人员的引导下，双方在可以接受的前提下进行协商，最终达成了一致，并就共同商定的内容签订了协议。长达几年的信访问题通过沟通技术的协助得到解决。

公司EAP工作人员运用所掌握的沟通技术成功帮助信访人员及所在公司圆满解决了信访问题，创造性地拓展了心理学技术应用的范围，具有一定的示范效应。

心理专家分析

针对信访人的诉求，与其平等沟通，肯定其做得好的方面，表达关心与爱护，就能够让其在被尊重的情况下达成双方利益的共赢。科学运用沟通技术，把握好非暴力沟通的观察、感觉、需求、请求四个要点，灵活运用，可以达到意想不到的效果。

心理专家支招

支部书记与EAP志愿者学好运用好沟通技术，可以有效化解员工的心理“疙瘩”，协助信访部门解决部分问题，为公司的信访工作助力，促进和谐企业建设。运用好非暴力沟通四要点展开对话：

观察 认真倾听，寻找双方做得好的信息，给予肯定认可，同时强调双方目标一致，注意客观、不评价。

感觉 谈自己对听到的这些信息的感觉，同时引导各方感觉。

需要 引导各方表达需求，表达需要获得什么样的结果。

请求 让各方提出自己想达到的要求，并引导双方达成一致，确定下一步行动。

第四章

EAP 助力职场和谐

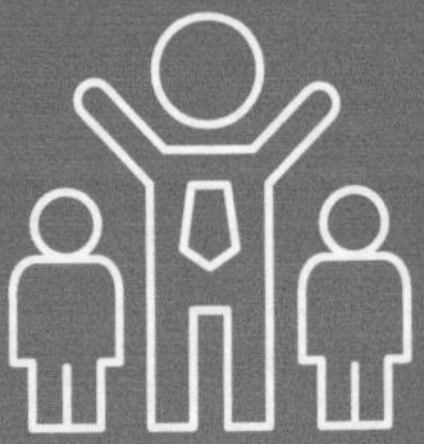

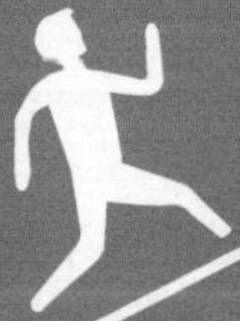

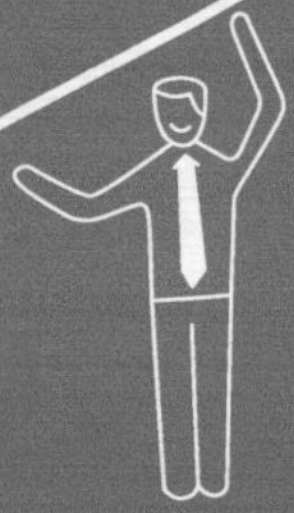

1 职业规划助力员工打开成功密码

职场中的每个人，都会对未来有着很高的期许和想法。帮助调整不切合实际的期许、制定清晰的职业发展规划、更深刻了解自己的人生目标，促进职业发展和能力提升，组织能够给予员工的是关爱。

景某是一线生产单位的一名基层管理干部，已过不惑之年，技校毕业的他一直认为以自己的学历、年龄、性格，职业生涯基本上已达到顶峰。直到有一天，单位大幅压缩管理岗位，景某面临转岗危机，才开始思考未来何去何从。

单位EAP工作人员主动找到他，帮他分析性格特点，重新审视自己，权衡职业倾向。认为他专业技术能力强，勤学习、肯吃苦、爱钻研，加上公司高度重视操作技能人才、鼓励员工发明创新、提倡工匠精神的大环境，如果能往专业技术方向发展，实现“弯道超车”的可能性很大。经过深思熟虑，他主动申请从基层管理岗转入技能操作岗。

转岗后的景某潜心钻研技术、苦练业务技能，短短几年时间，先后夺取技能竞赛状元，获得多项国家专利、省部级创新成果，并被评为全国技术能手，享受国务院政府特殊津贴，公司还以他的名字命名“劳模创新工作室”。

心理专家分析

职业规划，是指个人的能力与组织的需求相结合，在对一个人职业生涯的主客观条件进行测定、评估的基础上，对其兴趣、爱好、能力进行综合分析与权衡，根据个人的职业倾向，确定其最佳的职业奋斗目标，并为实现这一目标做出行之有效的安排。在企业中，组织根据员工的个人特点和岗位特性协助员工做好职业规划，可以有效地挖掘员工潜能，助力员工不断成长，让员工实现人生价值，最终实现个人与企业的双赢。案例中的景某能够成为基层管理者，必然有他性格和能力上的优势，在个人的发展、个人价值的追求上也一定有自己的想法。EAP志愿者通过科学的方法帮助景某更加清晰地认识到自己的优势，让他最大化地在企业内发挥自己的价值，实现员工个人与企业的双赢。

心理专家支招

了解自己，评估自我 通过对自己的兴趣、特长、性格、学识、技能、智商、情商、思维方式等特点进行分析，找出自己的专业特长与兴趣点。

清楚目标，明确梦想 以自己的最佳才能、最优性格、最大兴趣和最有利的环境等信息为依据，设定目标，并致力于实际能力所能达到的目标。

制订行动策略方案 通常职业生涯方向的选择需要考虑以下三个问题：我想往哪方面发展？我能往哪方面发展？我可以往哪方面发展？

停止梦想，开始行动 如果动机不转换成行动，目标也只能停留在梦想阶段。立即行动，无论你是处于大学毕业刚刚踏上职业路途的年轻人，还是正陷于一份你不喜欢的工作之中的中年人，现在都是进行职业规划的好时机，都需要打造自己的职业适应力。

2 先实现一个小目标

美国心理学教授洛克提出的目标设置理论认为，明确的目标确立本身就有激励作用。目标会告诉员工需要做什么以及需要付出多大的努力，它可以让员工朝着一定的方向努力，并将自己的行为结果与既定目标相对照，及时进行调整和修正，从而实现目标。

90后员工小李是2017年毕业的大学生，家庭条件较好，在日常工作中敷衍应付，牢骚话多，贪玩、好打闹、爱起哄，经常挑剔他人的工作。

有一次，同事和小李开玩笑，说小李干什么都不行。这下激怒了小李。小李恼羞成怒，主动请缨带班开展一天工作。小李的班长是EAP志愿者，他感到这可能是改变小李的一个好机会，就同意了他的请求。

第二天，小李在工作中展现出的严谨仔细、灵活效率和高度的责任心让人刮目相看。班长及时地肯定了小李的表现，并按照他的性格特点为他本人进行目标设置激励，先从临时安全员开始，逐渐让他担任安全员、副班长等岗位。小李一步步成熟起来，目前担任副站长。

心理专家分析

美国心理学家弗雷德里克·赫茨伯格相信，人对工作的态度决定着工作成功与否。也就是说，我们对工作越满意，越会付出更多的精力与努力。那么什么会提高我们对工作的满意度呢？赫茨伯格在研究中发现，成就、认可、工作本身、责任、晋升、成长是导致极端满意的因素。而薪水和工作条件只能消除员工的不满意，创造出平和的工作氛围，未必具有很好的激励作用，尤其是对小李这样家庭条件较好的员工来说。管理者或者组织可以通过目标设置来提升员工对工作的满意度并受到激励，从小目标做起，一步步带动员工实现自我提升。

心理专家支招

设置目标时要注意提升员工的自我效能感。自我效能是指个体对自己能够完成某项任务的一种信念，自我效能水平越高，个体越会加倍努力迎接挑战，得到提升，进入一种良性循环。

（1）目标设置必须能让员工看得见、够得着，才能使员工产生动力，真正激励员工去努力追逐。

（2）设置目标必须符合员工实际需要和期望。

（3）设置目标必须有难度，有一定难度的目标比轻易能够完成的目标更能激发员工的积极性。

（4）不同的员工存在能力、性格差异，设置目标必须要个性化。

3 / 与压力共舞

团队成员的压力与动力有关吗？

适当范围内的压力是我们前进的动力，但是，过大的、经常性的压力将会影响团队工作效率，会对我们的身心健康造成损害，甚至还会造成生理和心理上的相关疾病。为此，不论是领导干部，还是基层员工，都要学会科学调整心态、情绪，缓解工作和生活压力。

就在近期，某油田EAP服务中心为油田某改制基层单位进行了一次“与压力共舞，幸福在我心”EAP团体辅导活动，取得了良好的效果。

事情是这样的。2019年10月10日上午8:10，“叮铃铃……”某油田EAP服务中心办公室的电话响了起来！“我是油田某改制单位的×××，近期我们厂实行了竞聘上岗的制度，出台了新的绩效考核办法。快到年底了，生产任务还没完成，很多员工需要加班加点，导致员工压力比较大，情绪有些波动，个别员工出现了抱怨……”EAP项目部负责人了解情况后，立即召集EAP团队成员，为该厂研究制订EAP服务方案，设计EAP培训课程。2天后EAP团队赴该单位，为员工进行个体心理咨询，同时开展“与压力共舞，幸福在我心”EAP团体辅导活动。

心理专家分析

从案例中可以看出：一是该厂的领导善于制造团队内部相互竞争的局面，促使员工在竞争的压力下充分发挥潜能。该厂团队压力的重要来源是竞争的压力，厂与厂的竞争，本厂员工间的竞争。有竞争才会产生压力，有压力才会产生动力，有动力才会激发潜力，很明显该厂领导很明白这一点。当然压力也有两面性，其消极影响会给员工带来不适感，导致情绪波动，甚至行为失当；二是该厂领导的工作比较细致，能够及时地觉察到员工情绪和行为的异常变化，特别应该赞赏的是厂领导能够正视问题，不掩不饰，并且能够主动借助EAP服务，通过个体心理咨询和团体心理辅导活动，因势利导，发挥团队竞争的积极因素，使员工把压力化为动力。

心理专家支招

（1）情景想象法

想象是一种能力，使用的次数越多，它就越有力量，就越有利于缓解压力。

步骤一：寻找一个舒适的地方，以自己感到舒适的姿势。所选择的地方应相对封闭、安静、安全，能够使你在整个过程中不被打扰。当开始进行想象时，可以宽松一下身上穿的衣服，以舒服的方式躺着或坐着，慢慢地闭上双眼，甚至可以把鞋子脱掉。

步骤二：根据自己的目的，确定一个适合自己的意象或主题。明确自己想象的目的，是暂时的逃避，仅仅为了清理一下思绪，还是为了身心康复，疗愈自己的身体或情感。

步骤三：集中注意力，聚焦到意象具体形象的细节上。利用丰富的想象力创造自己的意象，把所有注意力都集中于自己所创造意象的颜色、形状、纹理、声音、气味等细节上。

（2）运动减压法

体育运动不仅能增强体质，而且对促进人的心理健康也有积极作用。定期而规律的运动（尤其是慢跑），不但能提高心理感受能力，促使解决问题时有更强的想象力和创造力，而且能降低对压力和紧张的敏感程度。人们在进行体育运动时，身体的发热、血液循环的加快和血管的扩张，能积极地调节工作和生活所带来的神经紧张、脑力疲乏、情绪紊乱等。同时，还会消除忧虑，舒畅心境。运动还能促进人体的新陈代谢，也是保证良好睡眠的最佳方式。

心能量

今天扫完今天的落叶，明天的树叶不会在今天掉下来，不要为明天烦恼，要努力地活在今天这一刻。

4 合理利用职场中的“小火球”

小王，一个外向活泼的男员工，原本工作积极向上，对未来充满希望。工作几年以后，和他一同进厂的同事都已经有了更好的发展，获得较大的提升，而自己还在原地踏步，看到这些差距，小王开始抱怨不公，工作失去积极性，用挑剔的眼光看待周围的一切事物，感到厂里的同事都在排挤自己。

心理专家分析

人是有情绪的客体，从心理学角度看，它是一个人对待客观事物的态度体验，拥有情绪是正常的心理反应。很多员工都有这样的情绪体验：在极度沮丧和郁闷的时候，自己会成为被最后一根稻草压倒的人。案例中的小王，面对一同进厂同事的提升，产生了心理冲突，心生抱怨，也因此影响了工作和人际关系。

其实，那一刻压垮我们的不是那根稻草，而是积压在我们内心的负面情绪。我国心理学家李子勋指出，文化让我们把情绪分为正面和负面。其实，情绪只是一种能量，是生命的活力和能力。无论正面还是负面，所有的情绪体验都是我们重要的资源，了解这一点，可以让我们变得平静和坦然。

心理专家支招

接纳职场中的各类情绪 情绪不是我们的敌人，每个情绪都有它的意义。它不会因为我们的逃避而消失，也不会因为我们的排斥而改变，它是我们的朋友，它向我们发出内在需求的信号，例如面对职业渺茫的失落，情绪告诉我们需要自我成长；面对加油站空无一人的恐惧，情绪告诉我们要启动防御机制。当我们接纳并拥抱情绪时，我们可以读懂它传递的信号和意义。

增加看待事物的弹性 任何一个事物都有两面性和多面性，有时候我们的很多情绪都是由于一叶障目造成的，改变看待叶子的角度，你可以看到更多茂密的森林、更灿烂的阳光。小王的抱怨和难受，感到领导不公对待，认为自己也应该像一同进厂的同事一样提升，却没有关注到自己还需要提升的空间。

选择适合自己的宣泄通道 刻意压抑自己的负面情绪会影响自己的身体健康水平，适当宣泄自己的负面情绪可以让自己更加轻松，并会在职场中提升自己的情绪管理能力。如找自己的朋友倾诉、倾听自己喜欢的音乐、进行自己爱好的体育运动。

与领导进行有效沟通 小王的负面情绪是在职场中产生的，对于自己的思想和情绪，小王可以选择与领导进行有效沟通。与领导进行沟通时，学会虚心倾听，对领导的指导要用心领会。

选择正确的归因方式 社会心理学家海德提出，归因方式影响到个体的行为方式和动机的强弱。如果外归因（比如外界压力、天气、情境等），容易消极处理问题；如果内归因（比如情绪、态度、人格等），便于激发主观能动性，选择积极有效的方法处理问题。

5 / 谁绑住了他

老王出生于一个普通的工人家庭，由于是独子，深得父母的宠爱，从小学到技校毕业，一帆风顺，没遇到什么挫折。工作二十多年来也深得领导和同事的好评，与人相处融洽，直到近半年来三位同事接连去世，给他造成很大打击，情绪波动，产生抑郁倾向。经常回想起同事去世，导致失眠、心情烦躁、焦虑不安。

“我想到自己将来有一天也会走，心里就感到压抑。人这一生啊，真没意思！”

和老王交谈中了解到，这半年他送走了三位同事，每一场葬礼都让他心情沉重很长时间。在聊天中，他不住地抱怨现实，感到生活乏味，没有乐趣，工作重复单调，没有盼头。有时真想出个车祸，一死了之。从他低沉的话语里，让人感受到他的愤懑、沮丧和无力。参加工作这些年，他先后干过钻工、场地工、水手、泥浆大班等不同工种，现在是平台材料员。除了平台倒班半月送一次材料外，其他时间都在后勤办公室待命。

接触老王前，心理专家了解到老王是个超理智的人，有些偏执，过去曾积极上进，获得过一些荣誉。但这些引以为豪的往事，现在他却说自己年轻时是“傻”干。

“你当年的傻干，给你带来什么好处？”心理专家问道。

“好处？有什么好处！落得一身病。你看平台老张干活偷奸耍滑的，他的奖金可没少拿。现在这社会……”

听着老王的牢骚，专家拿起一个套娃。用套娃让老王从旁观者的角度看一下自己，把他从喋喋不休的陈述中拉回当下。

套娃由小到大依次摆在桌上。

“从这里面找一个现在的你、过去的你和未来的你。”

老王不假思索地找出了三个自己：过去的他是最大的，未来的他是最小的，现在的他则是中等大小。他说，过去感到自己很强大，敢想敢干，没有什么能难倒自己。现在感觉其实自己远没有那么强大，很多事情无法左右，不知多久都没有开心地笑过了。至于未来的他更是看不到希望，孤独弱小，缺少安全感，他说人生就是从起点出发到终点结束，终将回归到原点。

……

“说说现在的你吧”，专家拿起中间那个套娃递给他。

“我就感觉生活很无聊，做什么事都没劲。我也不好喝酒，也不愿意上网聊天，每天就这样过，说好不好，说坏也不坏。”

“你说感觉没劲，感受一下没劲是什么样子？”

“我觉得好像被无形的绳索捆住了，想挣脱又不能，心里沉沉的，怎么也高兴不起来。”

“有哪些绳索在捆绑你，我们一起来看看。”专家从团体活动箱里拿出做“盲人方阵”用的绳子，经老王同意，在他身上缠了一道。他说，这是家庭。随着一道又一道绳子的缠绕，老王说出了很多让他无法释怀的东西。

“你现在想怎么办？走一下看看。”专家看着如同粽子般五花大绑的老王，静等他的回音。“我又能怎么办？什么也干不了。这就是我的状态。”老王尝试着挪动了几下，无奈地看着专家。“谁能帮你？”问过几遍后，老王抽丝剥茧地说出生命中能够帮他的人。

“他们真的能帮你解开绳索吗？……有个小男孩看到蝴蝶在蛹壳里挣扎，他用剪刀剪开蛹壳帮助蝴蝶解脱出来，只见小蝴蝶扇动了几下翅膀便死去了。蝴蝶只有自己咬破蛹壳钻出来才能成功完成飞翔。”老王没有说话，低着头静静地思索着，一抹微笑悄然浮现在他的脸上。

心理专家分析

在人的行为产生的心理过程中，需要是心理活动和心理状态的起点，需要得不到满足时，人会出现紧张不安的状态，而需要和紧张会驱动产生动机，继而出现外显行为。需要同时也是行为的起点。改变人的行为，要从分析人的需要入手。案例中老王的需要是家人都能健康平安地生活，他自己能安心工作。

心理专家支招

一个抑郁心境的人是戴有色滤镜看世界的，过滤的光总是灰色的。此案例采用隐喻治疗手法，通过叙事和对话帮助当事人建构一个更丰厚的故事。用未来的自己代表智慧力，用过去的自己代表道德力，用现在的自己代表意志力，编制出“困局、成长、整合”故事脚本，从当下寻找可利用的资源以达到补充其心理营养和提升心理能量的功效。最后用一个“破茧成蝶”的隐喻故事使他在潜意识层面找到了问题解决的可能性。

在条件允许的情况下，考虑老王的心理需求，一方面做好心理疏导工作；另一方面为他的家庭提供帮扶支持，采取适宜的办法帮助他解决遇到的困难，确保老王以良好的状态继续工作。

6 走出心灵的“避难所”

员工小尹近三个月一直处于情绪低落状态，不爱与人接触，很容易烦躁激动，心情紧张，爱发脾气，睡眠差，易激惹，在工作中时常发生差错，与同事之间关系紧张。

经咨询得知，三个月前倒班上平台时，发现自己床铺被弄得又脏又乱，一向就与同事格格不入的他认为这是对他的人格污辱，于是大打出手，之后越想越觉得委屈，悲愤、烦躁难以抑制，导致工作能力下降。

“请闭上眼睛，慢慢地做深呼吸：一呼……一吸……一呼……一吸……深深吸进来慢慢呼出去，深深吸进来慢慢呼出去。”EAP专家让小尹在充分放松的条件下感受自己身体状态，在平静呼吸的基础上感受身体带来的舒适、安全。“其实平时与他的关系就不好，他太势利，爱打小报告，我特讨厌这种人。”小尹说借着这件事总算把积压已久的怒气发泄出来了。可是看到目前两败俱伤的样子，又不是自己想要的，他说真不知道该怎么收场。“面对讨厌的同事，你选择了忍气吞声，直到忍无可忍，最终你也看到并没有解决问题。那你想怎么做呢？”EAP专家让他想象自己理想的人际关系状态，通过角色对话找出自己不合理的思维。“我处理不好人际关系不能总怪罪别人，也有我的问题。”小尹看清了自己的绝对化思维模式，他说自己总爱挑剔别人，当不喜欢一个人时，就觉得他从上到下全是缺点，当他为别人付出而没有得到相应回报时，就容易心里窝火，嗔怪别人为什么不对自己好。因此，当某些事物的发展与其对事物的绝对化要求相悖时，小尹就会感到难以接受和适应，从而极易陷入情绪困扰之中。

经过五次咨询，小尹的精神状态有了很大的转变，不再烦躁、愤怒，变得心平气和，自述由于他观念的转变，改变了他的很多行为，与领导和同事的关系变得融洽了。半年后因为工作出色，小尹被组织发展为入党积极分子。

心理专家分析

合理情绪疗法是美国心理学家艾利斯于20世纪50年代首创的一种心理治疗理论和方法。它的主要观点是强调情绪和不良行为并非由外部诱发事件本身所引起，而是由于个体对这些事件的评价和解释造成的。事情本身无所谓好坏，但当人们赋予它自己的偏好和评价时，便有可能生出各种无谓的烦恼和困扰。

小尹所表现的严重心理问题是由于在人际交往方面存在着不合理的信念造成的。可以通过合理情绪疗法改变他的不合理思维从而影响他的情绪和行为的转变。

心理专家支招

面对一个紧张焦虑的来访者，首先要通过深呼吸和渐进式肌肉放松让他体验到此时此刻身心的感受，然后回到问题中找出他的不合理认知和绝对化思维，最后关注到他自身积极的一面，给予强化。

咨询中，让来访者用五个词语写出自己的特点，与他一起探讨这五个词语对他的成长意义，并要求他画出自己的人生函数图，使他在负性事件中看到自己成长的动力。认识到这一点，来访者自身的疗愈功能便开始启动，当他更多地掌握了自己生命的主动权时，他的身心便得以整合平衡，逐步成为身心健康的人。

7 求大同，存小异，同事相处才相融

世界上没有两片完全相同的树叶，更没有两个完全相同的人。企业里员工个性迥异、特色鲜明，在工作交往中沟通方式和行为方式不尽相同，常常会因为一句话、一件小事而引起摩擦和冲突，特别是性格敏感、不善表达的员工发生此类情况的可能性更大。这类员工更需要得到领导及同事的肯定和关注，更需要EAP介入。

张某因在单位与同事发生激烈冲突，影响了正常生产秩序，引起诸多同事的不满，领导让他回家反省一天。EAP工作人员见到张某时，他在家里身着睡衣，头发凌乱，端水时手有些颤抖，但精神状态较好。

张某："那天叉车证考试我没考好，他们几个就当面笑话我！"

工作人员："就是因为这样，你就和他们动手了？"

张某情绪激动："谁让他们说我不行！"

经了解，张某性格内向，不擅交际，平时与人交往小摩擦不断，内心自怜自卑，往往爱钻牛角尖，好迁怒于人于己，故与其他同事来往也不多。听他的领导和同事说，他在工作中认真负责、任劳任怨。

EAP工作人员先安抚了张某的情绪，肯定他在工作中的良好表现，引导他脱离当事人身份进行换位思考，让他认识到同事说话并没有他想象中那么多的"恶意"，事情也没有他想象得那么严重。并通知他第二天上班准时参加班组的一个团建活动。

经过精心策划的沙盘团建活动，班组人员有效修复了团队关系，张某也意识到自己在人际交往上的短板。这不，他又找EAP工作人员请教去了。

心理专家分析

人的情绪和行为的变化与其对现实世界的认识和态度有关，对同一事物的认识和态度不同，出现的结果也会不同。因此通过改变对事物的看法和态度，就可以改变不良情绪和行为。学习正确对待工作中出现的挫折和问题，从而促进身心健康发展。

美国心理学家罗杰斯曾经说：“人的内在都是具有向上的潜力的，有能力解决和面对其自身的问题。”就是说，人都在不知不觉地运用积极心理学的方法帮助自己。

消极情绪是指个体由于不良事件的刺激，如在学习、工作或生活中遭受挫折而产生的情感，包括忧愁、悲伤、愤怒、紧张、焦虑、痛苦、恐惧等。人在面对挫折的时候往往容易产生消极情绪，会倾向于外归因，不能从自身寻找原因，或者说由于人的自我发展的阶段所限，缺乏对自己的了解和认识，陷于了解自己和他人的盲区，导致异常情绪和行为。张某在受挫情况下，没有反思自己，而是怪罪他人有意与他作对，内心负面情绪逐渐增多而爆发。

心理专家支招

（1）运用焦点解决技术激发员工内在的自信心，重建认知结构，修复其对生活和工作的激情。

（2）运用角色扮演的方法促进当事人了解他人的感受和想法，理解他人，认识自己，问题的解决就比较简单了。

（3）可运用沙盘等工具或沙龙等团建活动为员工搭建相互交流的平台，创造相互了解的机会，帮助不同个性的员工了解并理解彼此的不同，提升对他人的包容度，为建设和谐职场发挥积极的作用。

8 利用正念，帮助基层管理人员调整情绪压力

企业基层管理人员是中层与普通员工之间的桥梁，在领会上级领导决策、执行工作任务的过程中，可能会有冲突和矛盾，在解决矛盾的过程中不断补位、越位、错位，压力变大，出现紧张、焦虑、脾气大、睡眠不好的情况，这些状况直接影响着企业基层管理人员的工作效率。

新冠肺炎疫情发生后，某企业EAP团队对全员进行了一次心理健康问卷调查，在调查中，发现基层管理人员群体普遍存在工作效率不高、上下级关系不良、压力大等问题。在进一步座谈、访谈过程中，大部分基层管理人员谈到因为疫情影响，的确存在生活压力大、攻坚创效任务重、沟通管理难度大等问题，更担心作为一个基层管理者，会因为自己的状态影响整个组织氛围，影响组织和谐稳定，不知道如何调整自己目前的状态。

EAP管理团队综合问卷调查和座谈结果，针对基层管理人员群体做心理状态调整方案，首先做好心理健康讲座，让他们认识压力情绪与身心健康的关系，学会自我调节；其次在基层管理人员群体中引入正念练习活动，通过组织正念团体小组，进行系统化训练，让成员在团队中持续得到关心、接纳和关怀，调整和改善对事物的看法，帮助基层管理人员管理、处理自己的情绪和

压力，提升认知觉察能力，提升执行力，和员工们一起创建和谐良好的组织氛围。

心理专家分析

新冠肺炎疫情来势汹汹，给企业带来很大冲击。基层管理人员工作压力大、情绪问题多属于正常现象。将正念的原理与企业的实际结合起来，针对企业基层管理人员工作压力、职场困惑、人际关系等方面的困扰引起的睡眠、情绪压力问题进行调节。

正念就是把注意力有意地、不加评判地放在当下的觉知。通过正念练习，把注意力集中在正在做的事情，提高专注力，同时培养和训练觉察力，试着去接纳事物的本来面目，会让自己更放松，达到减少担心、降低焦虑的目的。

心理专家支招

（1）活在当下，提高专注力。通过吃葡萄干练习，学会将时间“停下来”，在品味葡萄干色、香、味的过程中，体会到活在当下的感觉，并将这种感觉延伸到生活的方方面面，把注意力集中在正在做的事情，提高专注力。

（2）加强正念身体练习，通过身体活动有关的练习缓解焦虑，如正念瑜伽、正念行走、三分钟呼吸训练等，进入正念的状态，让心静下来，进入放松的状态。

（3）进行正念认知训练，调整认知。在正念认知练习中，换一个角度看问题，对同一事物进行新的理解和诠释，尝试用更加建设性的方法来处理困难。

9 “头脑风暴”解决办公室情绪问题

人是企业中最重要的资源，情绪是人活动的动力源泉。良好的情绪氛围，可以促使员工精神愉悦、互相激励，使企业低耗高效。

某合资公司员工因文化差异、人际关系紧张等问题，频繁在办公室发生争吵，带着负面情绪工作，对整个办公室的氛围也产生了不良影响。

在一次EAP交流活动中，该公司员工向EAP工作人员抛出这个困扰他们许久的问题。

为帮助员工学会管理情绪、增进彼此沟通，EAP工作人员设计组织了一场“头脑风暴”式沟通讨论。

研讨分阐述、提问、澄清、分享和建议、总结、反馈六个环节。

主持人让大家来讲困扰自己的实际问题，要求大家以“我想解决……问题。这个问题是重要的，因为……，到目前为止，为了解决这个问题，我已经做了……，我希望今天的小组能帮到我的是……”的标准句式进行阐述。

在给出具体可操作建议的环节，坚持“头脑风暴”的不评价、不指责、不插话、不打断其他人讲话的原则，启发现场参与人员提出解决问题的建议、思路。

“要有人出面劝其中一个人离场。”

“下次针对这种情况，可以考虑经济处罚。”

“还有一种办法，如果有人在办公室吵架，其余所有人全部离场。”

“可以专门找一间屋子，让吵架的人关上门去吵。”

“对于办公室情绪问题，我们也可以从事前预防、事中管理情绪、事后总结改进的角度来看。”

在总结问题环节，主持人说：“学会管理自己的情绪；无法掌控时，要有人出面干预；查找原因，解决根本问题；争执时，部门领导出面调停。”

“在轻松愉快的氛围下，每一个人都在用心参与，真诚表达，每一个人都在想办法。”该公司某经理深有感触地说。

经过“头脑风暴”式讨论，大家坚持问题导向，围绕困扰员工的办公场所情绪问题进行发散式讨论，共同找到了彼此认可、可操作性强的解决办法。

心理专家分析

心理学家罗杰斯认为，人的所有问题都是关系的问题，关系好了，一切都好，关系不好，各种负面情绪都会出现。本案例中，办公室情绪问题主要原因是双方都从自己的角度看问题，不能站在他人立场理解和考虑问题，因而导致对他人心存不满，长期积累下来，容易导致不良情绪的集中爆发。

心理专家支招

问题本身不是问题，应对的方式才是我们需要思考和调整的。“头脑风暴”式沟通，在正常融洽和不受任何限制的气氛中，以会议形式组织大家进行讨论、座谈，打破常规，积极思考，畅所欲言，充分发表看法，可以达到促进理解、化解情绪的良好效果。

10 EAP助力团队平稳解散

团队面临解散，员工人心不稳，怎么办？

2003年，某公司下属的A合资公司挑选各单位骨干员工组建B团队，全力配合一体化合资扩建项目。14年后，项目建设完成，B团队面临着即将解散的命运。

“干活没动力，不想干活”“将来的目标不明确，岗位也不明确，具体什么时间解散也不知道”“待遇会不会降？地位会不会降”“接收的单位好像也都不欢迎我们”……

这是B团队成员面临变革时真实的心理现状。

公司EAP工作人员得知此情况后，专程去B团队调研，与部门负责人、多名员工进行沟通访谈。后又专程邀请心理专家为B团队员工举办“管理心理沟通”活动，帮助团队成员调适心理状态。

心理专家根据现场反馈的问题，指导大家用专业的心理学知识面对角色中断的应激反应；引导大家认真思考新单位的岗位需求，总结自身优势，重新定位自我；建议大家主动与领导沟通，展示自己与未来岗位要求相匹配的能力，在角色转换中赢得主动。

在心理专家的指导下，B团队员工普遍反映收获满满，“我们释放了心声，得到了专业的指导，增加了我们面对困难的勇气，坚定了我们对未来美好生活的向往。”

2016年7月，B团队平稳解散，没有出现任何不良事件。

心理专家分析

改变都会在一定程度上带来心理上的不适。面对变化，转换观念至关重要；在面临变动时，适当调整认知，学会从不同角度看人看事，调节好情绪状态，能够获得更高的工作和生活满意度。

心理专家支招

团队解散前出现心理波动是一种正常心理现象，组织需要及时与员工进行沟通，尤其要关注反应强烈的员工，了解其需求，有针对性地协助其与组织达成双赢，让员工找到合适的新岗位，帮助其实现价值，顺利完成角色转换。建议运用心理学沟通、倾听等技术，把心理学与思想政治工作结合起来，发现问题、及时化解问题，为企业的改革发展稳定作出积极贡献。

心能量

无论在任何年纪，都不应该给人生设限，都要尽可能地去丰富、充实、提高自己。

11 入情入理疏情绪 凝心聚力增效益

企业员工喜怒哀乐的情绪，会影响工作的质量和效率吗？答案是肯定的。员工队伍的绩效不仅与管理有关，还与成员的情绪是否稳定有关。在我们建设和谐企业的今天，加强员工情绪心理疏导，已经成为企业管理不可忽视的一个重要课题。

石油石化驻海外企业，一些员工因长期倒班，生活不规律，导致身体出现亚健康状态，再加上远离家人，环境陌生，遇到困难时，缺少倾诉对象，心中郁闷，往往会引发负面情绪。有些海外工作场所气候恶劣，冬季严寒，夏季酷暑，在雨雪天气还需要登高作业，十分危险，工作难度大，导致员工工作和心理“压力山大”，甚至情绪失控。如果不能及时纾解情绪，团队的凝聚力和战斗力就会下降，还可能导致不可挽回的后果。石油石化驻海外企业应当从源头上减少和消灭可能刺激员工负面情绪增长的因素，抑制员工负面情绪的滋长，营造一种愉悦、高效的环境和氛围。

2016年初，某石油驻海外公司承揽LNG（液化天然气）接卸任务，组建LNG项目部，项目人员平均年龄偏大，构成较复杂，涉及工种繁多。大多数是第一次接触LNG接卸，几乎都是门外汉。在工作过程中，频繁地出现问题：有的员工突发重病，大家心急如焚；有的员工水土不服，病痛增多；海外接收站道路难行、缺水断电、生活条件差，员工抱怨较多；员工由甲方转变为乙方身份，对业主的管理模式很不适应；员工离家千万里，思乡念亲之情骤升。员工思想不稳定，情绪波动大，团队凝聚力不足，队伍松散。海外项目部能不能继续下去？这已成为不少员工议论的话题。这时，LNG项目部负责人电话求助了EAP服务团队，辅导员们为他分析了员工情绪心理疏导的内容、核心与意义，探讨了企业员工负面情绪源，教给他实施企业员工情绪心理疏导的途径及方法。经过一段时间的跟踪指导，该负责人能够及时地体察员工的心理状态，关心员工的内在需求，积极为员工营造和谐的工作氛围，团队渐渐步入正轨，工作质量和效率都有所提高。

心理专家分析

本案例中，海外员工遇到的困难比较有代表性和现实性，当遇到或面临问题、矛盾和困难时，该负责人善于借助EAP援助，及时化解难题，使企业在市场竞争中处于不败之地。这是应该提倡和借鉴的做法。员工的情绪主要来自两个方面：一是身份转换适应问题。团队成立前，成员都是甲方，优越感比较强，当成为乙方后，要听从甲方调遣，心理落差比较大，这是困扰团队情绪的深层次原因。二是关于转行适应问题。团队人员构成复杂、平均年龄偏大、涉及工种繁多，第一次接触LNG接卸，他们还没有摆脱舒适区，这对海外员工来说是一个巨大的挑战，从而导致员工自信心不足，产生满足现状心理，甚至产生抵触、逃避等行为。

在EAP辅导师的指导下，LNG项目负责人认识到：情绪心理疏导的核心就是将人本原理作为最重要的管理原理，使人性、人的情绪得到充分发展，人的价值得到充分体现。从尊重人、发展人、完善人出发，帮助员工提高自觉意识，控制情绪低潮，保持乐观心态，不断自我激励，自我完善。从“转变观念”“改善环境”“承认差异”和“加强培训”等多方面进行指导，LNG项目负责人能够尽量多地听取员工意见和心声，从细微处关心员工的疾苦，真正做到想员工之所想，急员工之所急，务员工之所需。一段时间后，员工心情舒畅了，人际关系和谐了，工作积极性也就提高了。

心理专家支招

（1）针对LNG项目部这类问题，可采取两方面措施。一是开展人文关怀。根据轻重缓急，及时做好身患重病员工的相关后续工作，将事件的影响降到最小；同时，开展身份转换和展望未来的教育引导，使外派员工明确自己的职责和任务，激发团队斗志，引导团队团结一心，克服困难，闯过难关。二是实施心理疏导。派专家团队奔赴项目部开展团体辅导和一对一咨询，纾解不良情绪，解决心理问题，树立阳光心态。

（2）针对驻外员工长期倒班生活不规律带来身体亚健康问题，远离家人和熟悉的环境，情绪波动大，LNG接卸安全风险大等问题，采取以下措施：一是开展“家文化”建设，建立和谐大家庭。鼓励员工重视身体健康，养成良好生活习惯，减少患病；相互帮助，开展志愿服务；针对驻地、岗位、宿舍“三点一线”特点，组织赛诗会、健步走活动，活跃业余文化生活；举办饺子宴、生日送祝福等特色活动，提升归属感；开展“手拉手室友送寄语”等活动，打造和谐居舍。二是针对业务不熟悉的问题开展现场业务操练培训，提升员工业务能力，及时给予鼓励和认可，增强员工信心。

第五章

EAP助力家庭和睦

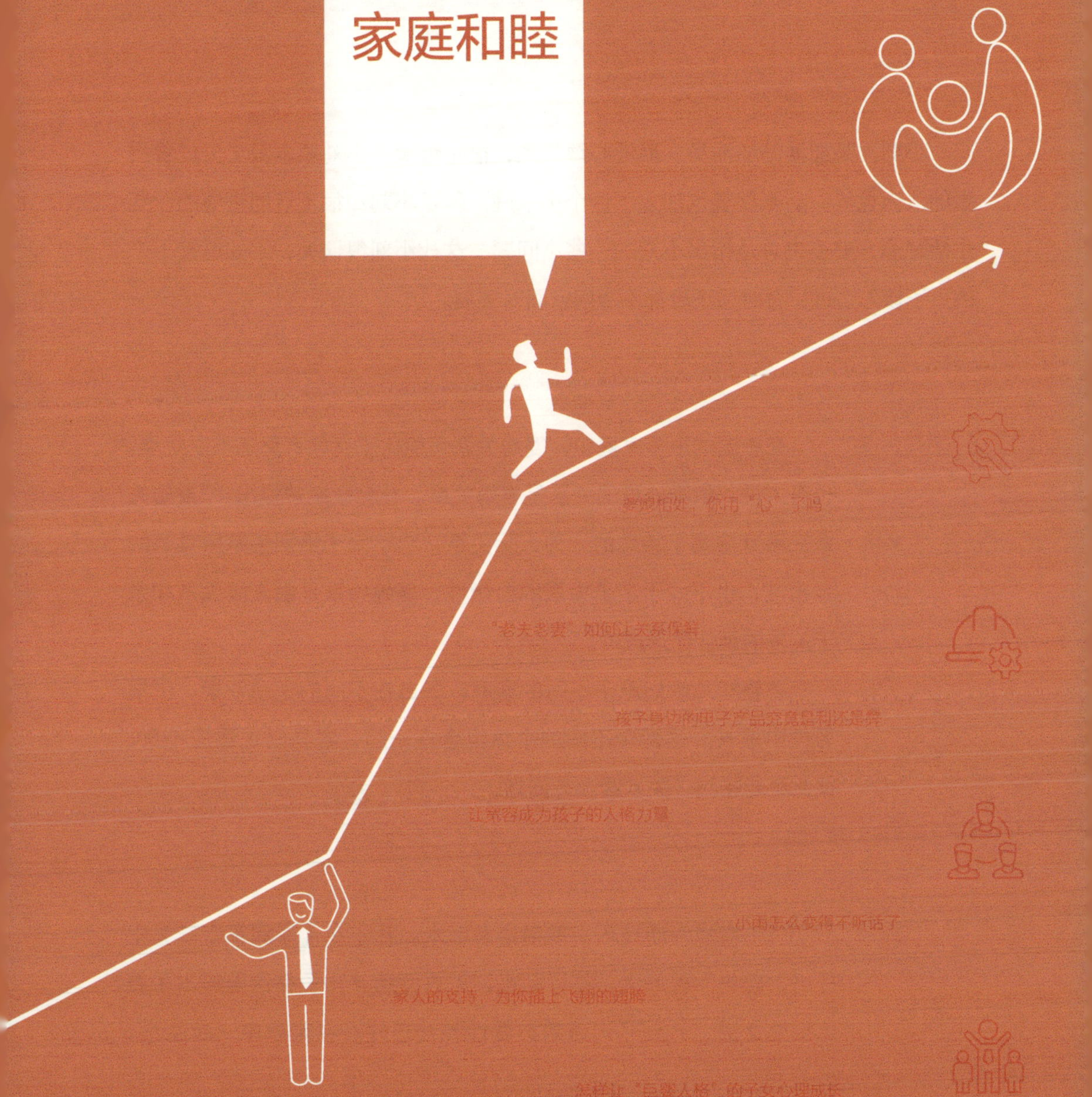

1 婆媳相处，你用“心”了吗

小刘，某加油站加油员，最近心烦意乱，很是烦躁。小刘原本跟丈夫过着甜蜜的二人世界，后来婆婆也加入了这个小家庭。但是小刘却很不认同婆婆的一些生活理念，婆婆也总是指出小刘的一些小问题，这让小刘很恼火，不知道接下来的日子该怎么过，有时候下班都不想回家面对婆婆。

心理专家分析

在中国的很多家庭中，婆媳关系可能比子女教育更加难以处理，也有人说，最难处理的关系是婆媳关系。社会学家曾提出：“婆媳关系在家庭中属于特殊的一种人际关系，它不同于婚姻关系所具有的亲密性，也不同于亲子关系的血缘性，婆媳关系是由夫妻关系和亲子关系的延伸而形成的。”

婆婆和儿媳妇源于不同的家庭，各自在不同的生活背景、生活习性中成长。这两个不同的个体组合在一起，容易出现适应不良、彼此不能接纳、关系紧张等问题。

心理专家支招

（1）增强沟通技巧，善用语言艺术。孔子在《颜渊第十二》中提出，忠告而善道之，不可则止，无自辱焉。孔子在这里道出了婆媳相处之道，讲到了沟通的必要性和技巧性。在家庭中一起生活，用真心对待对方，以对方能接受的方式去表达，注重语言的艺术。例如，看到婆婆把脚架在茶几上，心里觉得很不卫生，可以对婆婆表达关心之情："妈，寒从脚入，这样把脚晾在外面，容易受凉的。"

（2）善于使用"黄金规则"，而非"反黄金规则"。黄金规则和反黄金规则是人际交往中的重要法则。"黄金规则"，即你希望别人对你怎么样，你就首先对别人怎么样。例如：你希望婆婆真心对你，你首先要真心对婆婆。"反黄金规则"，即你对别人怎么样，别人就要对你怎么样。很显然，在处理日常人际关系中，如果更多使用"反黄金规则"，对方没有达到你的要求时，你可能会产生不平衡心理，出现愤怒、痛苦的情绪。

心能量

遇到事情，少花些时间去问为什么，多花些时间去想怎么办，然后把大部分时间用来正向地行动。

2 “老夫老妻”如何让关系保鲜

老张在企业工作30多年，是一名爱岗敬业的好员工，工作经常加班加点，与妻子结婚25年，孩子上大学不在身边。最近，下班后老张总是有事没事找同事一起喝酒，不想回家。提起妻子，说她只是家庭户口本上的一个人名而已，有她没她都一样生活。话虽这么说，可还是感觉老张除了对酒有感情，对其他事都提不起兴趣，工作也没有以前那么积极了。一天，老张找到车间EAP志愿者，想问问自己是不是“病了”。

EAP志愿者提问：“张师傅，你身体有什么不舒服吗？”

老张：“这不查体报告刚出来，没啥大毛病啊！就是觉得生活太平淡了，没啥意思，喝酒时虽然人多挺热闹，心里却觉得很孤独，我是不是抑郁了？”

EAP志愿者：“回家和嫂子在一起，也觉着孤独吗？”

老张：“别提你嫂子，和她就像陌生人一样，不冷不热。”

EAP志愿者：“你和嫂子吵架了？”

老张：“要是吵架就好了，老夫老妻了，吵架都吵不起来了，二人各过各的，都没有可吵的事儿！是不是夫妻时间久了，都这样啊？”

EAP志愿者：“有些夫妻，结婚50年还是很浪漫，夫妻关系很密切的啊！”

老张：“有吗？那我和你嫂子的关系是不是有问题？”

EAP志愿者：“哈！看来，您对和嫂子的关系还有很多期待啊！可能，您和嫂子关系好了，就对什么都有兴趣了！”

老张：“是吗？那你给我支支招，我该怎么做？”

车间EAP志愿者给老张制订了一份EAP“家庭作业”……

三个月后，老张突然变得年轻态、有活力了，工作更加努力，生活更加积极，还常常把自己的夫妻相处之道说给年轻员工听。

EAP志愿者故意问：“张师傅最近有啥喜事吧？”

老张掩盖不住内心的喜悦：“嘿嘿，有啥喜事，你的招还真灵呐！”

心理专家分析

美国心理学家斯滕伯格提出了爱情三元论，即爱情由三个基本成分组成：激情、亲密、承诺。夫妻往往在结婚初期，这些成分会非常强烈，在达到峰值后开始逐渐回落，在长期的依恋关系中逐渐稳定在一个较低的值。所以夫妻相处久了，亲密度淡了是正常现象，要保持亲密关系的黏和度与持久性，就要为爱情“保鲜”。案例中，EAP志愿者提出了可行性方案，也有好的效果。斯滕伯格认为，真正圆满的爱情是以信任为基石，以吸引和欣赏为催化剂，以承诺为约束，既有相对的稳定性，又充满热情和活力。这种形式的爱需要持续保持爱情的新鲜度，才能长久。

心理专家支招

“老夫老妻”如何保鲜，可以尝试以下几招：

多一些关心，善用肢体语言沟通 增加夫妻交流的机会，用幽默的语言营造轻松的家庭氛围，多和妻子谈“情”说“爱”。

多一些交集，共同承担家务活动 增加夫妻共同买菜、做饭、清扫或做其他家务的机会，做家务时，彼此协助，帮妻子揉揉肩、捏捏脚，沏杯茶、倒杯水，制造一些浪漫的“小确幸”。

多一点仪式感，让生活有滋有味 每天一个拥抱，纪念日送个小礼物，环境加点“小情调”，生活中添点“小惊喜”，周末一起出去散步、爬山，点燃老夫老妻相处的热情。

3 宝宝爱吃手到底要不要纠正

很多初为人父人母的年轻爸爸妈妈看到自己的宝宝吃手都很着急，怕孩子吃手不卫生，影响健康，因此，会强行把孩子的手从嘴巴里拿出来。

心理专家分析

事实上，孩子吃手是一种自我安慰的方式。奥地利心理学家弗洛伊德认为，孩子在0~1岁处于口唇期，通过吃手可以镇静孩子的情绪。在正常发育的情况下，孩子不会养成吃手的习惯，家长不必担心，也无需阻止。

孩子吃手一般会有三个原因，一是寻求心理安慰，自己躺在床上没人陪他玩，孩子就会吃手，几乎所有的孩子都有吃手的行为，就像嘴巴里含着奶嘴一样。二是孩子恰好是在长牙期，牙根痒痒的时候，会喜欢啃东西缓解牙痒。三是孩子肚子里面有蛔虫，这个因素要考虑稍微大点的孩子，并且伴有睡眠磨牙的症状。

如果超过1岁的孩子仍然整天吃手，而且沉默、呆滞，吃手吃到手指头破皮，嘴型发生变化，同时吃手的频率持续增加，出现这些现象，家长一定要高度关注，寻找原因。

过度吃手的孩子多是因为缺少父母的关爱或者心灵上的慰藉。父母会有疑问，自己一直陪伴在孩子身边，有些妈妈还是全职妈妈，为什么孩子会缺少关爱呢？值得注意的是，父母的陪伴应当是有效陪伴，父母与孩子长时间在一起并不代表孩子得到了真正的关爱。有些父母更多的是在孩子身边做自己的事情，比如刷微信、看电视、搓麻将。儿童无法感受到父母的关爱与呵护，就会不自觉地采用自我弥补的方式让自己获得心理上的满足，吃手的状态是最接近原始、本能的自我安慰方式。比如，孩子出现恐惧、紧张的情绪，便会通过吃手来缓解这种情绪。这种情况是因为家长对孩子的反应不够关注，或者对孩子发泄不良情绪造成的。

心理专家支招

（1）面对孩子过度吃手的行为，父母可以采取转移注意力的方法进行纠正。对处于婴幼儿期的孩子，要理解和宽容孩子吃手的行为，不要强行干涉，更不要反复念叨“怎么又吃手了”，这样不但不能制止孩子的吃手行为，反而会强化这种行为，甚至会影响孩子的心理健康。

（2）父母可以多和孩子做游戏互动，给孩子更多的关爱和关注。孩子的情绪稳定，两只手都在忙碌，自然就不会把手放在嘴巴里了。如果父母的爱是有效的，就能够被孩子接收到，孩子身心获得满足，就会改变吃手的习惯。

4 孩子为什么拒绝去幼儿园

三岁是孩子进入幼儿园的适龄年纪，但是很多孩子非常抵触去幼儿园。在送孩子上幼儿园的时候，我们不得不面对孩子哭闹不止、撒泼、装病、说谎等行为。孩子为什么不肯上幼儿园呢？

心理专家分析

刚上幼儿园的小朋友，很多都会出现哭闹行为。从心理学角度看，一是因为爸爸妈妈不在身边，孩子出现了分离焦虑；二是因为面对陌生环境，孩子感到不安。有些孩子原来没有哭闹，但是看到周围的孩子哭，也会被这种情绪影响，出现哭闹行为。这是一个孩子适应新环境的过渡期，等这个阶段过后，孩子会慢慢适应幼儿园的生活。

心理专家支招

父母寻找原因 孩子拒绝入园的原因会有哪些？一是入园前，如果孩子的穿衣、吃饭、如厕等行为均由父母代替完成，他没有学会独立生活的技能，入园后会产生焦虑情绪而拒绝入园；二是幼儿园没有在家自由，孩子在幼儿园要受到很多约束，比如定时吃饭、按时睡觉，不像在家里，想干什么干什么；三是孩子在周末或者节假日期间跟着家长玩，把在幼儿园养成的吃饭和睡觉的时间规律打乱了，这与上幼儿园期间的情境形成强烈的对比，孩子就不愿意上幼儿园了；四是可能存在其他原因，遇到了什么事情或不好的体验，孩子会以回避上幼儿园的方式来应对这些事情。需要注意的是，父母要选择恰当的方式与孩子沟通，找出原因，找到合适的方法应对，而不是责备、打骂孩子。

父母的态度要温柔并且坚定 从认知方面接纳孩子出现暂时的分离焦虑，拒绝入园属于正常现象，当孩子出现不想去幼儿园的想法时，父母一定要守住底线，冷静处理。如果孩子出现大哭大闹的行为，家长可以抱抱孩子，帮助孩子转移注意力，等孩子平静下来可能就同意去幼儿园了。

合理处理突发事件 如果孩子平时都能够轻松入园，某一天突然拒绝去幼儿园，这时父母一定要给予积极的关注，可以想办法引导孩子，或者主动跟老师沟通了解是否有特殊情况发生。父母只有帮助孩子打开不去幼儿园的“心结”，孩子才会放下抵触与拒绝。因为孩子年龄还小，无法找到合适的方法解决遇到的问题，可能会选择不肯去幼儿园来应对问题。如果父母使用暴力强迫孩子，短时间内可能会奏效，但是长此以往，会对孩子的身心健康产生不利影响，也会影响亲子关系。

父母要接受孩子的成长过程 “有时候不是孩子离不开父母，而是父母离不开孩子”。有些父母觉得把孩子送到幼儿园就是让孩了吃苦受罪，持有这种态度会加重孩子拒绝去幼儿园的行为。美国心理学家埃里克森提出，3~6岁的儿童对周围世界更加主动和好奇，更具有自信和责任感。父母要通过正向强化的方法，肯定和激励孩子主动上幼儿园的行为，培养孩子独立完成力所能及事情的能力，提高孩子的自信，孩子慢慢就会爱上幼儿园。

5 二孩到来，如何平衡老大与老二的关系

小肖，某石油公司分公司机关员工，因孩子教育问题前来咨询。家里大女儿琳琳已经5岁了，最近让小肖很头痛，琳琳动辄打人、骂人，批评几句就直接躺在地上不起来。琳琳原来非常乖巧，不知为何变成现在的样子，让小肖苦恼无比。

心理专家分析

小肖在女儿5岁时，有了二宝，当全家人在为新生命的诞生而喜悦时，琳琳却看起来很不开心。

琳琳原来是家里的小公主，是全家人关注的焦点，可是弟弟出生后，琳琳就不再是被宠爱的唯一。对于孩子而言，他们还没有资源共享的概念，认为“玩具是我的，爸爸是我的，妈妈是我的……”这就是孩子的思维方式。可是弟弟来了，从此爸爸妈妈不再是自己的了，妈妈每天抱着弟弟，爸爸也经常去哄弟弟，好像爸爸妈妈都只爱弟弟一样。

为了引起爸爸妈妈的注意，琳琳便会选择用“打人、骂人、躺在地上不起”这些看似难以理解的行为来“求关注”，即使被批评，她也会开心，因为爸爸妈妈开始注意自己了。

心理专家支招

（1）随着二孩政策的放开，很多家庭都迎来了第二个孩子，在为新生命喜悦的同时，既要关注老二又要重视老大的心理感受，类似“你是哥哥/姐姐，你要让着弟弟”这样的表达会让老大感到自己不被重视和关爱。

（2）正是因为老二的到来，父母们才要更多地关注老大的内心和想法，给予更多的关爱，让老大能够明白，虽然有弟弟或者妹妹，但是爸爸妈妈仍然爱你。

（3）美国人本主义心理学家罗杰斯认为，无条件的积极关注是无条件的关怀、尊重与接纳。“你好好学习，考100分，妈妈就会特别爱你”，这是有条件的爱，父母对孩子的爱应该是不讲任何条件的，给予孩子无条件的爱，才能让孩子感到温暖和安全。父母可以创造分别和两个孩子单独相处的机会，让孩子感受全部的爱，同时可以让老大和父母一起帮助老二换尿片、穿衣服等，赞赏老大是爸爸妈妈的好帮手，让老大体会有弟弟或者妹妹的快乐。

心能量

你所寻求的潜能、动力、阳光和幸福，皆在你的内心本源之中。

6 孩子身边的电子产品究竟是利还是弊

疫情期间，孩子被迫停学，只能待在家里，通过网络上课学习，通过手机来跟同学和老师保持联系。学校复课以后，孩子已经返回学校，教育部已经发布了学生不允许带手机到学校的要求，但是手机和电子产品仍然是孩子业余时间的最爱，这让很多父母感到不安，担心孩子沉迷于网络，本来不太好的学习成绩就会更差。越想就越焦躁不安……

心理专家分析

大部分父母都有同样的感受，刚刚还在闹得天翻地覆的孩子，只要给他手机或者打开电视，他会瞬间保持安静，并且很难再把他的注意力拉到别的事情上。手机、电视、电脑等电子产品对于孩子来说，是一个非常具有吸引力的“玩具”，但也有很多父母因此产生一些困扰，担心孩子沉迷网络，耽误学习。

有的父母说自己的孩子网络成瘾或者过度使用手机和电子产品，但上网成瘾或者过度使用手机是以每天连续多少小时为标准目前并没有明确的界定。现在孩子通过网络进行学习已成为常态，作为学习工具，孩子能够合理使用，发挥它的最大价值，就不能说孩子是上网成瘾或者过度使用手机和电脑。

父母急切地想改变孩子沉迷手机、网络的时期，常见于孩子即将面临中考或者高考，父母发现马上要考试了，孩子仍然每天抱着手机或者电脑不放，就会非常焦虑。管理电子产品的关键阶段是孩子低龄期，也就是孩子尚未养成手机依赖习惯的阶段，父母要成为孩子的正向激励的榜样，多看书、运动……总之父母想让孩子成为怎样的人，首先父母就要成为那样的人。

心理专家支招

（1）美国心理学家埃里克森提出，人有普遍的身心发展规律。3岁以前的孩子需要父母给予充分的爱和安全感；3～6岁的孩子需要从更多的游戏中学会规则和人际交往；6～12岁的孩子会懂得勤奋，学会自主学习；13～18岁的孩子需要我们以成年人的方式去尊重他，充分给予孩子选择的权力。在这些关键阶段，如果我们没有运用科学的培育方法，而在孩子13～18岁的时候还去强行控制，孩子就会产生对抗心理和青春期叛逆，当他们在现实生活中没有自我，没有获得自由、独立的体验，可能就会在虚拟的网络世界中去获得。

（2）解决孩子对手机的依赖问题，父母可以跟孩子一起制订计划，并且充分体现民主。计划包括上课、写作业、休息和自由活动的时间约定，同时要让孩子相信，自由活动时间他有权决定是看动画片还是玩游戏。一旦学习计划确定，父母要监督孩子严格执行。过程中，也可以明确奖励和惩罚措施，方式要讲求艺术，在孩子出现正确行为时，马上给予肯定或奖励，惩罚也可以用减少自由活动时间的方法进行。通过一段时间的自主管理，可能会有效改善孩子依赖手机的行为问题。

7 怎样对待爱哭的孩子

当父母遇到爱哭的孩子，该如何处理呢?

孩子："妈妈，我要喝水……"

妈妈："妈妈在做饭，水在桌子上，你自己拿去喝。"

孩子哭着说："妈妈，你帮我拿！"

妈妈看到孩子哭了，走出厨房，帮孩子拿来水。

孩子哭声更大了，边哭边吼："没水了！没水了！"

妈妈没有办法，又赶紧去倒了水……

心理专家分析

很多父母都会抱怨，自己的孩子总喜欢哭，孩子爱哭的行为可能和父母的教育方式有关。当孩子遇到麻烦和困难，一旦发出哭声，就会得到父母的帮助，孩子就习惯了用哭这种方式来解决心理的需求。

父母要了解孩子哭闹的原因。可能是孩子缺乏安全感与自信心，稍微遇到麻烦就用哭的方式表达。有时父母的情绪也会影响孩子的情绪，父母经常表现出暴脾气，动不动就发火，比较情绪化，孩子也会用情绪来表达需要。亲子关系的疏远也会造成孩子哭闹、任性。许多父母忙于自己的工作或者事业，无暇顾及孩子，孩子长期得不到父母的关爱，会通过哭闹来宣泄自己，引起父母的关注。

心理专家支招

父母要学会管理自己的情绪 父母之所爱亦爱之，父母之所敬亦敬之。社会心理学家班杜拉认为，人们可以通过观察他人的行为及行为后果而间接地进行学习。比如父母喜怒无常的坏脾气，一生气就摔东西的坏习惯，孩子便会潜移默化习得这些行为，也有坏脾气。因此，要想从根本上改变孩子任性、哭闹的行为，父母首先要学会管理自己的情绪，为孩子创造安全、温暖、放松、和谐的家庭氛围与生活环境。

允许孩子表达情绪 孩子哭闹通常是为了引起父母的关注，从而达到自己的目的。父母面对这种行为，要保持平静的心态，允许孩子表达完自己的情绪，再去和孩子沟通，了解孩子的需求，而不是为了让孩子停止哭闹而一味满足孩子的需要，这样会更加助长孩子用哭闹来解决问题的行为。

用表达爱的方式给予孩子安全感 当孩子哭闹的时候，父母如果因生气而离开孩子，或者对孩子说“你再哭，我就不要你了”，或者非让孩子说出“为什么哭”……这些做法都会给孩子带来心理创伤。孩子在有负面情绪的时候，是不会理性思考的，所以父母可以拥抱孩子、陪伴孩子，让孩子哭一会，不说任何话。在孩子停止哭泣的时候，再去沟通，让孩子知道哭不是解决问题的好办法。

父母要尽可能地有效陪伴孩子 给孩子更多的爱与关怀，父母的怀抱永远是孩子最安全、最温暖的港湾，让孩子对爱的需要得到满足，自然不会乱发脾气。

8 孩子撒谎怎么办

孩子进入小学阶段，开始学会了说谎，让很多父母无解也很无奈？不知道如何让孩子改变撒谎的行为，父母和学校都对孩子进行了道德品质教育，可为何孩子还有撒谎的习惯呢？

心理专家分析

首先父母要弄清楚孩子撒谎的背后原因。通常，撒谎是因为孩子们感觉自己如果说实话就会陷入困境，害怕被惩罚或遭到拒绝，或是感受到了威胁，如果撒个谎，事情就会发生改变。从另外的角度来看，撒谎是低自尊的一种表现，孩子认为需要让自己显得更好，从而隐藏事实。

心理专家支招

避免贴标签 不要给孩子贴上一个“喜欢撒谎”的标签，贴标签会让孩子形成身份认同，认为自己就是一个爱撒谎的人，会不断地强化这种行为。

要理解孩子撒谎行为背后的正面意义 当每次说实话，如考试没考好、在校受到了惩戒、丢失了东西……父母都很生气，甚至用伤害孩子的行为来处理，久而久之，孩子为了保护自己不受伤害，让父母不再生气，他们会选择用“撒谎”来解决问题。“撒谎”行为往往都是源于对父母的爱。

父母与孩子坦诚相待 当孩子不想告诉父母一些事情时，父母要懂得尊重孩子的隐私，这样既可以让孩子形成自我，同时也不会为保护隐私而对父母撒谎。

用启发式引导 父母可以忽略孩子的谎话，进而通过启发式教育帮助孩子探索解决之道。例如，孩子对考试成绩撒了谎，父母可以避开成绩，说成绩不重要，我们一起探讨一下如何去做能有更好的结果，把焦点放在未来而不是过去，当你对他的成绩问题不感兴趣时，关注在他的成长上，自然成绩高低就不是问题了，孩子也没有必要为考得不好撒谎了。

心能量

孩子的理性是不断成长的，不要喂养他们，而是引导他们。

9 / 还给孩子那份缺失的爱

小刚，7岁，原本是一个聪明伶俐、活泼可爱的孩子，自从父母离异以后，他突然变得不爱说话，情绪无常，经常和周围的小伙伴发生冲突。爸爸在外地工作，妈妈在加油站工作，小刚平时和爷爷奶奶生活，妈妈听说了儿子的情况，很是着急，寻求帮助。

心理专家分析

据统计，单亲家庭的孩子，45%的孩子有自卑心理；40%的孩子性格孤僻、情感脆弱；25%的孩子情绪波动很大，起伏不定；24%的孩子心理早熟。离异家庭，如果父母没有妥善处理好关系，会给孩子带来心灵创伤。在孩子的成长过程中，父母是影响孩子成长的关键性因素，男孩的成长需要父亲的更多参与，女孩的成长需要母亲的更多参与。父母的一方缺失会成为孩子健康成长的障碍，孩子会受到羞辱心理、自卑心理、仇恨心理和冷漠心理等消极心理的影响，出现沟通障碍、情绪低落、惶恐不安、束手无策、缺乏安全感，可能会用沉默、逃避、逆反等行为来表达自己，实现自我保护。

心理专家支招

爱需要表达 离异家庭，父母无论是否和孩子一起生活，都可以对孩子表达和付出爱，让孩子充分感受到虽然父母不在身边，但爱一直都在。可以通过电话、微信视频等方式多和孩子沟通交流，有条件的要多创造机会让孩子和父母同时在一起，感受完整的家庭氛围。夫妻虽然分开了，但双方和孩子的连接不能断开。

“这不是你的错” 离异家庭，往往夫妻在婚姻存续期间会有冲突，一方会把对伴侣的情绪释放在孩子身上，这样的家庭孩子会认为父母离异是自己的错，孩子的心灵受到伤害可能会影响他的心智发展，所以父母要对孩子说：“爸爸妈妈分开是我们的事，这不是你的错，爸爸妈妈爱你永远不会变”。父母要特别关注孩子内心和行为的变化，用真诚的态度面对孩子，引导孩子面对现实。

不诋毁对方的形象 不在孩子面前表达对另一方的不满和情绪，尽可能多表达另一方的优点和积极的品质，这些对孩子未来形成自我非常有意义。如果在孩子面前诋毁对方，会让孩子产生仇恨心理，蔑视对方，造成不健康的心理状态。离异夫妻双方都有义务对孩子的健康成长负责。

小刚的父母要承担共同抚养和培养子女的责任，抚慰孩子受到伤害的心灵，多给予爱，多给予关注和支持，一定会帮助孩子走出阴霾、渡过危机、健康成长。

心能量

无论人生上到哪一层台阶，阶下都会有人在仰望你，阶上亦有人在俯视你，你抬头自卑，低头自得，唯有平视，才能看见真实的自己。

10 让宽容成为孩子的人格力量

《宋史·吕蒙正传》记载，吕蒙正最初入朝廷时，有个官员指着他说：“就这个小子也可以参政吗？”吕蒙正不说话，装作没听见一样从容走过去，可是朝廷中的其他官员却为此事深感不平，很想去查问讽刺他的官员的名字。吕蒙正以一颗宽容仁慈之心阻止了这个行为，说：“还是不查谁说的为好。如果一旦知道了他的姓名，那我就终生不能忘记了。既然这样，我还是不知道为好，这样对我又有什么损失呢？”正是因为吕蒙正的宽容和大度，使得他一直深受人们的爱戴。

心理专家分析

从心理学角度看，宽容是一种良好的心理品质，主要表现为对别人过错的原谅。它是一种爱心的体现，使人以平和的心态待人处世。具有宽容心态，是值得珍惜的品质，富有宽容心的孩子，心地善良、性情温和；相反，缺乏宽容心的孩子容易走极端、性情孤僻、难以与人相处。因此，父母要注意培养孩子宽容的心态。

心理专家支招

父母要做孩子宽容的榜样 尤其在教育孩子时，父母要充分理解孩子，对于孩子的错误和过失，要表现出宽容大度的胸襟。但宽容不等于纵容，更不是没有原则的偏袒和迁就，父母需要把握孩子的成长规律和心理特点，不能盲目地对孩子的错误进行批评和惩罚，用一颗宽容的心促使孩子认识到自己的错误，感受到父母的关爱，激发孩子的上进心。

帮助孩子学会正确处理同伴之间的冲突 孩子在与同伴交往过程中，摩擦冲突是不可避免的。当孩子与同伴发生矛盾，尤其是自己家的孩子吃亏时，父母要保持平和的心态，先弄清楚事情的原因，再跟孩子商量解决问题的办法，千万不能怒气冲冲地责怪自己的孩子笨、没出息，甚至教自己的孩子用拳头去“讨还公道”。父母可以教育孩子适当做出退让，锻炼孩子的克制能力。

父母要引导孩子做到“己所不欲勿施于人” 父母可以帮助孩子体验不被宽容对待时的情绪情感，让孩子想象自己在不被理解情境下的感受，以此来理解和体验他人的情绪情感。比如，如果你不小心弄坏了别人的玩具，而别人不肯原谅自己，以后不再理你了，自己是什么感受呢？通过这种换位思考的方式，让孩子学会站在对方的角度考虑问题，体验对方的感受，宽容对待别人。

帮助孩子客观评价自己和他人 很多孩子往往看不到自己和他人的优点和缺点，不能正确客观地评价自己，面对对方的过失行为，不能宽容地对待对方。家长可以引导孩子发现自己的优点，有意识地告诉孩子他的缺点，并且让孩子明白人人都会犯错误，犯错误是不可避免的，要有一颗宽容的心对待他人。

11 面对铺天盖地的兴趣班，如何为孩子选择

小李，某分公司机关员工，最近跟6岁的女儿玲玲闹了矛盾。小李为了让孩子学好钢琴，自己省吃俭用花了几万元给孩子买了架钢琴，但玲玲却不领情，不好好学琴，母女两人经常因为练琴的事情闹得“鸡飞狗跳”。小李为此感到心烦、郁闷，不知怎样培养孩子的兴趣。

心理专家分析

“望子成龙、望女成凤”是所有父母的愿望，他们都希望自己的孩子能够在接受正常教育的前提下，再学习一些特长，以便将来能够立足于社会。面对众多的兴趣班，很多父母认为“别的孩子都参加了，我们孩子也要学习一下”，这种盲目的从众行为容易影响孩子确立自己的目标方向，影响亲子关系。

发展孩子的特长，是发展孩子自己喜爱的、自己选择的特长，而不是父母觉得孩子需要的特长。但孩子的兴趣爱好也具有可变性，可能今天喜欢学钢琴，明天也许就爱上拉二胡了，如果家长一味地满足自己的需要和孩子不确定的需要，把孩子休息和玩耍的周末变成兴趣培养的时间，既让自己受累，也让孩子疲惫，也可能会让孩子对兴趣班产生厌烦情绪，从而影响自身的成长。

心理专家支招

父母要帮孩子发掘潜在的兴趣 学习动机理论提出，学习兴趣是学习动机中最活跃的心理成分。其实每个孩子都蕴藏着自己的特长和兴趣，这种兴趣是原型的、自发的，它能够激励孩子去探索、去追求、去感受到愉悦。比如，父母带孩子去商场买衣服，按照父母的喜好选择的衣服并不一定是孩子最想要的，如果我们能请孩子自己选择他/她认为好看并且合适的衣服，他/她会更加开心，穿得也会更加长久。作为父母，要帮助孩子发掘潜在的兴趣，并且因势利导，进一步形成真正的兴趣。

父母要善于对孩子进行鼓励和表扬 在完成某一项功课时，无论孩子做得多糟糕，家长都不要过分责备，而应细心引导，从心理上给予孩子关心和鼓励，适当提供一些孩子喜欢的“小奖励”，保护孩子的兴趣，避免“三分钟热度”。

父母要帮助孩了营造良好的学习氛围 比如让孩子当特长老师，在家里教父母练琴，帮助父母纠正练琴时的错误，提高孩子的成就感。兴趣爱好从产生到形成，再到发展成为一种特长，是一个过程，不是一蹴而就的，家长要耐心地陪伴孩子这个过程，而不是急于求成、急功近利。

12 小雨怎么变得不听话了

小雨，13岁，初中二年级学生，从小是一个乖巧、懂事、成绩好、有礼貌的孩子，深得老师和亲戚朋友的喜爱。可是妈妈诉说，自从上了初中后，父母发现她慢慢变了，变得不听话了，经常与父母对着干，总是反其道而行。父母越是管她，她就表现得越叛逆，妈妈担心她心理方面出现问题，前来咨询。

心理专家分析

小雨的这种表现是我们通常说的青春期逆反心理。

逆反心理在心理学上又叫控制心理，它是指行为主体按照特定的标准或社会规范对行为客体进行引导和控制时，行为客体产生的反向心理活动。这个案例中，父母是行为主体，小雨是行为客体，小雨因某种原因的影响对父母的要求产生抵触的心理状态，这是处于青春期青少年正常的心理表现。第一，父母要从和子女的沟通与教养方式上查找孩子逆反心理产生的原因。当孩子的心理需求经常不被满足，有的孩子可能会不再提出需求，有的孩子会以逆反的方式为自己赢得主动权。第二，青春期青少年处于性格形成和建立自我的时期，可能会通过否定父母、老师，在心理求得自我肯定的满足感。第三，当家庭缺少温馨、和谐的氛围时，青春期青少年可能会通过逆反的行为表现求得父母的关注，期待通过转移父母的注意力，改变家庭的冲突环境。

心理专家支招

孔子是我国著名的思想家和教育家，提出了很多心理学思想。孔子说：“人者，仁也。”还提出“礼”“和为贵”等家庭所提倡的心理健康观，家庭有和谐和睦的人际关系，对子女成长很有利。

营造温馨和谐的家庭环境 首先，要建立和谐的夫妻关系，孩子看到父母关系融洽，会更安心做好自己的事情；其次，父母要给孩子更多无条件的爱。

建立平等尊重的亲子关系 尊重、接纳和允许孩子的一些合理需求，多去了解孩子的内心，关注孩子的喜好，理解孩子的情绪；不把夫妻之间不满的情绪，转移到孩子身上。

运用科学有效的沟通方式 少说教，多倾听孩子的想法；少讲道理，多谈自己的感受；少代替，多支持孩子自己完成自己的事情；少一点急躁，多一些耐心。

父母可以多学习一些中国优秀的传统文化和心理学知识，学会运用支持和鼓励的语言引导孩子，通过父母和孩子一起出游或共同参与一些活动，增进亲子关系，随着孩子心智的成熟，心理逆反期会平稳渡过。

13 家人的支持，为你插上飞翔的翅膀

小付，某分公司机关员工，诉说自己辛苦奋斗在事业一线，支撑着家里家外的一切，结果家里人还埋怨她动不动就不在家，不好好陪孩子。小付觉得委屈、悲哀，认为自己出力不讨好，得不到家人的支持和理解。小付是家里的“女强人”，家里的各项开支都是小付支付的，家里大事小事也是由小付决定的。

心理专家分析

心理学家约瑟法维兹提出，“女强人”是满足各种人的各种期望的女人。在中国社会中，人们善于把事业成功的女人叫“女强人”，她们能力卓越，却容易被人贴上“不顾家”的标签，在平衡家庭和事业方面，容易发生角色冲突。

小付是这个家庭的中心与支柱，她认为自己忙里忙外是在为这个家庭积累财富，但却忽视了对家人的陪伴与沟通，很多家庭中都有这样的一员。对家庭的爱、对孩子的爱除了经济支持，还有关怀和心与心的交流。

心理专家支招

将掌控局面转换为爱和温暖 对于小付这样的“女强人”，可以尝试给家人多一些耐心和关心，改变掌控大局的态度，学会站在与孩子平等的高度，倾听孩子自己的故事，与孩子分享喜怒哀乐；站在丈夫的立场，多一些体贴和支持，欣赏丈夫身上的长处，把自

己与丈夫融为一体，将自己划入“家”的整体中。

正确转换家庭与职场中的角色 正确把握自己的角色，在家，要体现母亲、妻子、儿媳、女儿的多重身份；在外打拼事业，成为家庭的经济支柱，但不能把领导力、权威感的职业角色带到家庭中，引起家人的不满和矛盾。

有福同享，有难同当 家庭问题不能由一个人来背，每一个成员都需要承担相应的责任，家庭的稳定，有赖于每个成员共同支撑，“一手遮天”的模式会出现很多问题。案例中的小付，在家庭中可以尝试“示弱”，遇到问题请求丈夫的帮助，树立丈夫的威信；遇到开心的事情善于跟丈夫分享。

合理处理家庭矛盾 当家庭出现矛盾无法沟通时，还可以使用“暂时搁置”的方法来处理，留给家庭成员思考的时间，待时机成熟，情绪稳定再来讨论，而不是以一个权威者的身份去决策家庭问题。

心能量

一个功能良好的心理结构，最重要的来源是父母的人格，特别是他们以不带敌意的坚决和不含诱惑的深情去回应孩子需求的能力。

14 怎样让“巨婴人格”的子女心理成长

李主任是某厂基层车间负责人，女儿上高二，因疫情影响，不能正常到校学习，在家学不进去，成绩下滑很多。最近一段时间，女儿常常睡不着觉，白天精神状态不好，学习效果差。一天，女儿因前一天晚上没有休息好，竟然不去上学了。李主任很焦虑，和妻子一同到EAP心理服务中心寻求EAP专家的帮助。

EAP专家：“你女儿这种情况持续多久了？”

李主任：“就是这一周，上次考试没考好，她认为自己赶不上了，就自暴自弃，可心里又不甘，就整晚整晚睡不着觉。”

“不管到夜里几点，她睡不着就叫醒全家人，陪她一起折腾，还让妈妈陪她睡，才能睡着。”

EAP专家：“能谈谈你们家庭的情况吗？”

李主任：“我工作忙，平时不太管孩子，孩子和我沟通很少，和她妈妈亲近，到现在还经常让妈妈陪着睡觉，每天要给妈妈打两个电话，她只管学习，除了学习以外的所有事，她妈妈全包了。”

EAP专家：“你女儿上高二，有十五六岁了吧？你觉得她的心理年龄大约有几岁呢？”

李主任妻子：“谁都说她像小孩子，心理不成熟。”

心理专家分析

从案例可以看出，李主任女儿的成长过程有父母的百般呵护，自己没有经历过挫折和坎坷，到了高二阶段，遇到失败或者说挫折，她就无法面对，更无力解决了。这样的孩子，俗称“妈宝”，也称“巨婴”，即成年人的心理滞留在婴儿水平形成巨婴型人格。这种心理形成的主要原因是在幼儿阶段由于缺乏正确教养而导致的心理缺失。巨婴型人格会表现出任性、一意孤行、不听别人的劝告、偏执、依赖、习惯让别人代替、不承担、没有责任心。

心理专家支招

要培养孩子的独立性人格 父母要放手，让孩子学会自己应对学习和生活中的难题，而不是遇到困难就交给妈妈办，自己可以不承担。

要培养感恩心态 让孩子理解父母养育自己的不易，感恩父母的给予，懂得尊重父母。

利用心理咨询和疏导，帮助孩子和父母同步改变 通过给孩子一对一咨询，引导她运用呼吸放松法助眠，解决失眠的问题；通过给父母做疏导，引导父母发生改变，进而影响到孩子，让孩子逐步成熟，实现自我提升。